누나를 찾기 쉬운

이름은 양효원

엄마가 좋아 동생과 메일 마주치는곳

임신 전후 통증과 체형 바로잡는

이고은 원장의
골반 리셋 클리닉

이고은 지음

가디언

머리말

　재활의학과 의사인 내가 이 분야에 관심을 가지게 된 것은 나 자신이 임신과 출산을 겪으면서였다. 첫아이를 가졌을 때, 걸을 때마다 골반에서 다리까지 전기가 오르는 듯한 통증이 항상 따라다녔다. 심지어 제대로 바닥에 눕지도 못하는 상황이 되었지만, 당시의 나는 그저 임신했으니 아픈 것이 당연하다고만 생각했다. 의학 교과서를 찾아봐도 임산부의 허리 통증에 관한 내용은 채 한 페이지도 되지 않았다. 임신 호르몬으로 인해 관절과 인대가 늘어나서 아프다는 내용뿐, 그래서 어떻게 해야 하는지에 관한 구체적인 내용은 없었다.

　그렇게 시간이 지나고 둘째 아이를 가졌을 때 다시 임신 초기부터 통증이 찾아왔고, 출산한 뒤에도 골반 통증은 쉽게 사라지지 않았다. 게다가 수유를 하느라 몇 시간씩 고개를 숙이고 허리를 웅크리다 보니, 팔까지 저린 목 디스크 증상도 나타났다. 그러니 축복받아야만 하는 임신과 출산의 과정이 고통의 나날이 될 수밖에 없었다.

　주위의 정형외과 의사들에게 물어봐도, 시간이 지나면 나을 테니 허리를 좀 덜 사용해보라는 대답뿐이었다. 하지만 아기는 1년 새 10kg이 되고 또 금세 20kg이 된다. 육아를 하면서 허리를 덜 사용하고 싶다고 해서 그럴 수 있는 엄마가 몇이나 될까?

　그때부터였다. '왜 아기를 어느 방향으로 안으라는 이야기는 있어도, 엄마의 목과 허리를 위한 수유 자세는 아무도 알려주지 않을까?', '출산 후에 언제부터 운동을 시작하고 어떤 운동을 해야 하는지는 어떻게 알아봐야 할까?', '출산 후에 찾아오는 손목 통증은 당연한 걸까?' 등 많은 고민과 의문이 뒤따랐다. 나는 임신과 출산을 거치는 여자의 몸에 적합한 운동과 부상을 방지할 수 있는 생활습관과 운동을 연구하기 시작했다. 그리고 임신·출산 관련 전문 통증클리닉을 열게 되었다. 클리닉을 찾은 임산부들이 생활습관을 바꾸는 것만으로도 2~3주 안에 통증이 줄고 증상이 좋아지는 것을 보면 선배 엄마이자 재활의학과 의사로서, 정말 기쁘고 벅차다.

많은 여성이 평소에 척추와 골반 건강에 관심을 기울이고 스마트하게 '내 몸 사용법'을 익혀서, 임신·출산 과정을 거치면서는 물론, 평상시에도 더욱 건강하게 지낼 수 있기를 바란다. 덧붙여 임신·출산에 대한 산부인과 영역의 진료 지원뿐 아니라 임산부의 근골격계 관리에 대한 홍보와 지원, 무엇보다 관심이 더욱 늘어나기를 소망해본다.

여러분의 선배 맘이자 여성 척추 지킴이
재활의학과 의사 이고은

사랑하는 나의 천사 시현, 시유 그리고 가족들, 항상 응원해주는 정은, 위더스 밴드, 레이(Ray)와 제니퍼(Jennifer)에게 고마운 마음을 전합니다.

추천의 글

산부인과 의사로서 허리 통증을 호소하는 임산부의 비율이 높다는 점을 진료 현장에서 체감한다. 이 책은 약물 치료 없이도 바른 자세와 운동으로 요통을 예방할 수 있는 법을 안내한다. 이고은 원장의 특별한 노하우는 요통으로 힘들어하는 많은 임산부에게 큰 선물이 될 것이다.

김묘선 (삼성미래산부인과 원장)

재활의학 전문의로서 20년 이상 국가대표 선수 등 많은 통증 환자를 진찰했지만, 가장 힘들고 어려운 환자는 요통으로 고생하는 임산부였다. 태아 때문에 어떠한 치료도 받지 못하고 10개월간 통증을 참아내야 한다면, 의료진에게도 큰 고통이 아닐 수 없다. 두 아이의 엄마인 이고은 원장의 임산부에 대한 애정이 녹아 있을 뿐 아니라 임신 중 요통이 왜 생기는지를 과학적으로 풀어낸 이 책은 산모와 의료진에게 큰 도움이 될 것이다.

김창원 (서울시 장애인체육회 의무이사, 한맘플러스 재활의학과 대표원장)

다소 관심을 받지 못하던 임산부의 근골격계 변화 및 통증에 대해 일반인도 이해하기 쉽게 알려주는 책. 임신했으니 아픈 것이 당연하다고 생각할 것이 아니라, 바른 자세와 운동으로 통증을 피하는 것이야말로 현명한 엄마가 되는 길이다.

황일영 (울산대학교병원 소아정형외과 교수)

3년간 보령 메디앙스와 함께한 이고은 원장의 산모 요통과 체형관리에 대한 강의는 현장에서의 열기로 그 인기를 더욱 체감할 수 있다. 이 책을 통해 산모교실을 넘어 대한민국의 모든 임산부가 건강한 출산을 준비할 수 있는 기회가 생겨 정말 든든하다.

이훈규 (보령 메디앙스 대표이사)

임신 기간과 출산 후까지, 이고은 원장님과 함께 운동하면서 트레이너인 나 역시 많이 배우고 성장할 수 있었다. 이 원장님의 엄마로서의 경험과 의사로서의 지식이 임신 전후 운동을 하려는 모든 분들께 도움이 될 것을 확신한다.

김승연 (트레이너, 코어핏짐 대표)

골프 선수로서 이고은 원장님의 치료 및 운동법에 대한 조언이 많은 도움이 되었다. 임신과 출산이 가져오는 변화들 때문에 특히 운동선수는 임신 자체에 큰 부담을 느끼게 되는데, 그에 대해 생각하고 준비하게 해주는 좋은 책이다. 여성 운동선수에게 적극 추천한다.

이지현 (JLPGA 프로골퍼)

임신 중 목과 어깨 통증이 심했는데, 이고은 원장님의 빠른 진단으로 척수 종양을 발견하여 나와 아이의 생명을 살릴 수 있었다. 엄마는 가족의 중심인 만큼 혼자 고통을 견디지 말고 아이와 본인을 위해 임신 요통 치료를 추천한다.

성미영 (35세, 출산 12개월차)

임신 때부터 심한 목 디스크로 고생했는데 이고은 원장님의 자세 교정과 치료 덕분에 지금은 무사히 수유와 육아를 하고 있다. 통증으로 힘겨운 시간을 보내고 있는 임산부와 육아 맘에게 반가운 책이다.

이경희 (36세, 출산 10개월차)

차례

머리말 · 4
추천의 글 · 6

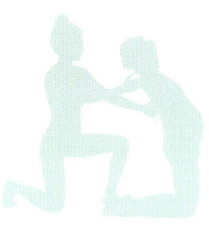

1장 산전부터 시작하는 척추와 골반 관리

허리가 아프면 임신도 두렵다 · 16
골반 건강이 여성 건강을 좌우한다 · 17
척추 · 골반 검진 받으셨나요? · 19
척추 및 골반 건강 체크리스트 · 20

2장 임신 중 통증을 부르는 허리와 골반의 변화

허리 · 골반 통증의 주요 원인, 체형 변화 · 25
통증의 또 다른 공범, 임신 호르몬 · 27
엎친 데 덮친 격, 복근이 벌어진다? · 30
골반 통증과 허리 통증, 관리부터 다르다 · 33
HELP! 임신 중 나타나는 허리와 골반의 통증 · 36
허리 통증 | 후방 골반 통증 | 치골 통증

5장 임신 중 통증 관리와 운동에 관하여

임신하면 원래 아프다? · 74
임산부도 적절한 검사가 필요하다 · 76
임신 중에 물리치료를 받아도 될까? · 77
임신 중에 약을 먹어도 될까? · 79
임신 중에 통증 주사를 맞아도 괜찮을까? · 80
산모 복대, 미리 하는 것이 좋을까? · 82

6장 임신 중 운동은 최고의 태교

모든 사람에게 똑같이 좋은 운동은 없다 · 84
안전하게 시작하는 임신 중 운동 · 86
  TIP 임신 중 운동을 주의해야 하는 경우 · 87
아이를 위한 최고의 태교, 운동 · 88
  TIP 잘 먹는 것과 많이 먹는 것은 다르다 · 90
운동, 어느 정도가 적당할까? · 91
달라진 몸, 운동 준비도 달라야 한다 · 92
  TIP 운동을 중단해야 하는 경우 · 94

7장 임신 중 통증별 운동 치료

호흡법
순산의 지름길, 골반 호흡법 · 98

3장 임신에 따른 다양한 체형 변화

임신으로 악화되는 거북목 증상 · 40
시원하게 펴지지 않는 굽은 등과 어깨 · 42
벌어지는 갈비뼈와 두꺼워지는 몸통 · 43
발이 붓고 퍼지는 평발화 증상 · 45
HELP! 여기저기 쥐가 나고 저려요 · 48
　　　허벅지가 찌릿한 넓적다리 감각 이상증 | 밤중의 불청객, 종아리 쥐 |
　　　손이 저릿한 손목터널증후군

4장 임신 중 운동으로 지키는 바른 생활 자세

앉아서 하는 코어 호흡법 · 54
흔히들 하는 잘못된 호흡 자세 · 56
호흡으로 만드는 바르게 앉기 자세 · 57
호흡으로 만드는 바르게 서기 자세 · 58
HELP! 골반과 꼬리뼈가 아파서 앉아 있기가 힘들어요 · 60
　　　앉으면 심해지는 꼬리뼈 통증 | 잘못 앉아서 악화되는 골반 통증
복근과 다리 힘을 키우는 벽 슬라이드 운동 · 62
다리 힘으로 의자에서 일어서기 · 64
다리 힘으로 바닥에서 물건 들어 올리기 · 66
설거지 · 청소할 때도 허리 펴기 · 67
무릎 조이기로 허벅지와 복근 강화하기 · 68
허벅지 힘을 이용해 침대해서 돌아눕기 · 69
목에 무리를 주지 않고 침대에서 눕고 일어나기 · 70

허리 · 꼬리뼈 통증

뒤허리 늘리기 · 100 | 허리 굽히기 스트레칭 · 102 | 골반 들어 올리기 · 104 | 다리 뻗기 운동 · 106

골반 · 엉덩이뼈 통증

골반 열기 운동 · 108 | 발차기 운동 · 110 | 골반 앞 장요근 늘리기 · 112

치골 통증

허벅지 조이기 · 114

목 · 등 통증

턱 당기기 운동 · 116 | 날개뼈 모으기 · 118 | 등 스트레칭 · 120

갈비뼈 통증

옆 몸통 스트레칭 · 122 | 앞가슴 스트레칭 · 124

종아리 쥐 · 다리 부종

뒤 허벅지 스트레칭 · 126 | 원 그리기 운동 · 128

발바닥 통증

종아리 스트레칭 · 130 | 발바닥 마사지 · 132

8장 출산 후 회복의 열쇠, 골반 관리

산후 비틀린 골반이 가져오는 문제들 · 137
골반 교정의 허와 실 · 141
산후조리가 몸을 망친다고? · 142
출산 후 운동, 언제부터 어떻게 해야 할까? · 144
TIP 모유 수유 중에 운동을 해도 되나요? · 145

9장 출산 직후부터 시작하는 3단계 골반 교정법

1단계 : 출산 직후 ~ 2주

코어 호흡 · 149 | 허리 붙여 발 밀기 · 152 | 허리 붙여 엉덩이 들기 · 154 | 골반 좌우 기울이기 · 156 | 엉덩이 조이기 · 158

2단계 : 출산 후 2주 ~ 50일

허리 숙여 호흡하기 · 160 | 다리 올리고 내리기 · 162 | 골반 들어 올리기 · 164 | 45도 골반 돌리기 · 166 | 발뒤꿈치 밀며 버티기 · 168

3단계 : 출산 후 50 ~ 100일

인어공주 호흡 · 170 | 다리로 원 그리기 · 172 | 골반 올려 한쪽 다리 들기 · 174 | 90도 골반 돌리기 · 176 | 발뒤꿈치 밀며 다리 올리기 · 178

10장 산후 통증을 예방하는 육아 자세

손목 통증을 피하는 아기 안는 법 · 182

침대에서 아기 안아 올리기, 기저귀 갈기 · 183

바닥에서 아기 안아 올리기 · 185

목을 가누는 아기 안기 · 186

아기 안고 방향 바꾸기 · 186

아기를 한쪽 골반 위에 올려 안지 않기 · 187

목과 허리의 통증을 피하는 수유 자세 · 188

TIP 아빠의 허리도 지켜주세요 · 191

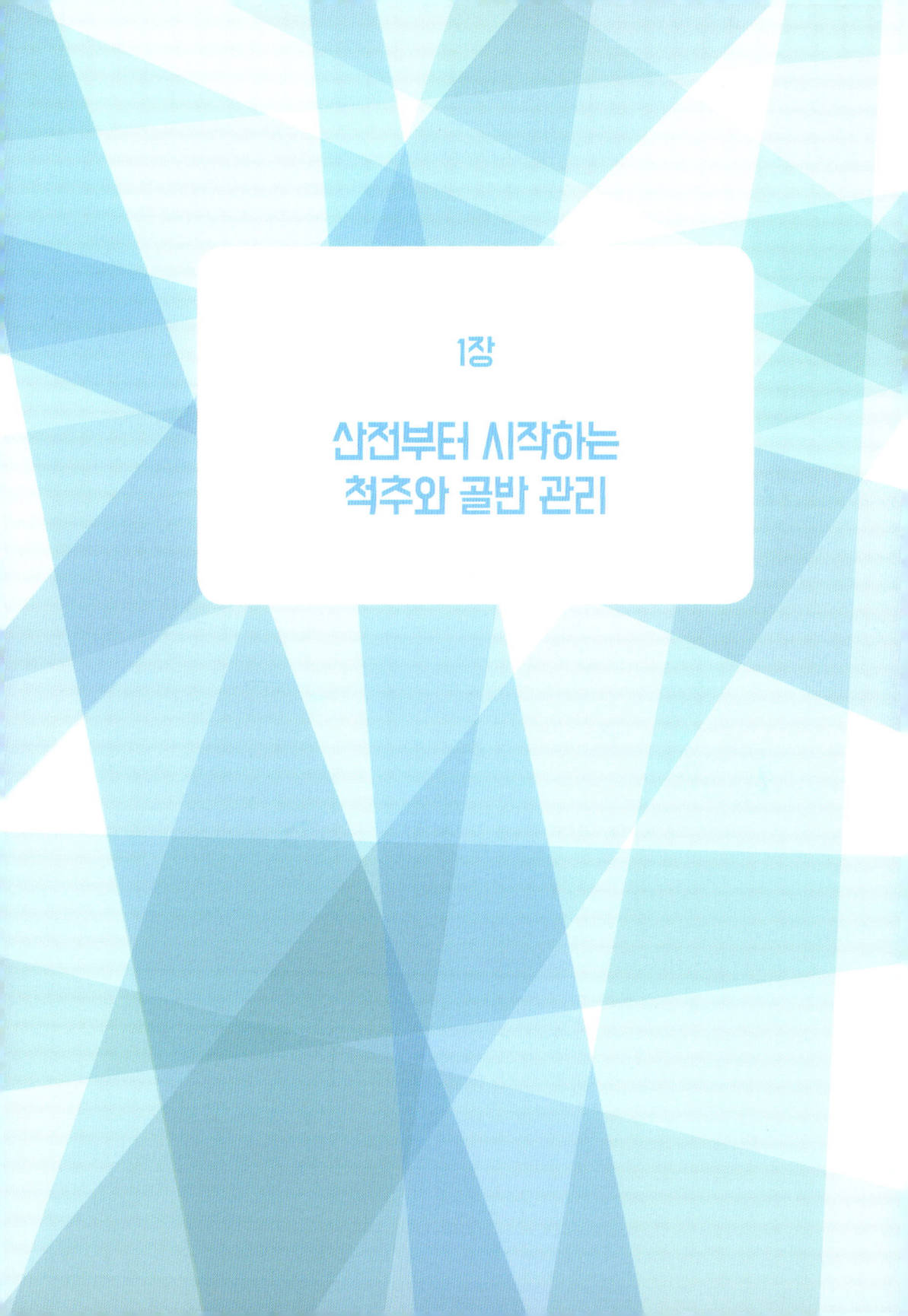

1장

산전부터 시작하는
척추와 골반 관리

1장

산전부터 시작하는 척추와 골반 관리

"신혼여행 가서 비키니 입으려고 운동을 시작했는데, 허리랑 골반만 더 아파졌어요. 비키니는 고사하고 웨딩 촬영이나 할 수 있을지 모르겠어요."

선영 씨는 결혼을 앞두고 사무실 근처 피트니스 센터에 등록했다. 날씬해지겠다는 의지로 시작한 운동이었지만 생전 처음 해보는 웨이트트레이닝은 오히려 가끔 찾아오던 허리와 골반 통증을 악화시켰다. 급기야 병원을 찾은 선영 씨는 엑스레이 촬영 결과 '척추측만증', '척추 전방 전위증', '급성 디스크 탈출증 의심'이라는 어려운 이름의 진단을 받게 되었다.

"척추와 골반이 이렇게 휘었는데도 모르고 지냈다니……. 결혼을 앞

두고 있는데, 임신은 할 수 있을까요? 정말 불안해요."

    결혼은 예비 부부에게 설렘과 동시에 많은 숙제를 안겨준다. 여러 가지 준비와 함께 다이어트나 피부 관리에도 신경을 쓰게 되고, 요즘에는 다가올 임신과 출산을 위해 결혼 전에 산부인과, 비뇨기과를 찾아 불임 검사나 바이러스·질병 검사는 물론 필요한 예방접종까지 한다. 또 많은 부부들이 결혼 후에도 배란 테스트기며 초음파 검사 등 과학적인 방법을 동원하여 임신을 준비한다.

    그런데 꼭 챙겨야 하면서도 많은 사람이 놓치는 부분이 바로 척추와 골반 건강이다. 예전보다 결혼 연령이 많이 늦어지면서 30대가 지나서 결혼하는 사람들이 많아졌고, 사무직으로 일하는 대부분의 사람이 주로 앉아서 일하는 근무 환경에서 생활하다 보니 디스크, 측만증, 근막동통 증후군 같은 만성 통증에 시달리는 경우가 허다하다.

    요즘 결혼 적령기를 맞은 사람들은 어릴 적 학교에서 측만증 검진을 받아본 적이 없고, 당시에는 부모들도 아이의 허리가 휘었는지 등에 관심을 기울이지 못했다. 따라서 자신의 척추가 어떤 상태인지 알아볼 기회가 없었을 것이다. 그런 상태에서 갑작스레 불어닥친 몸짱 열풍에 너도나도 따라가려다 보니, 약하고 비뚤어져 있던 척추와 골반에서 문제가 나타날 수밖에 없다.

    가장 아름답고 행복한 날이 되어야 할 결혼식을 위해 다이어트와 피부 관리 등으로 몸을 가꾸는 것도 물론 즐겁고 중요한 일이다. 하지만 만일 아이를 낳기로 결정했다면 결혼식 하루만을 위한 준비가 아니라 임신과 함께 변하게 될 체형, 그리고 하루가 다르게 커가는 아이를 거뜬히 안아 올릴 부모로서의 모습까지 생각해보자. 진정한 결혼 준비, 산전 관리는 미리 척추와 골반 상태를 점검하고 알맞은 운동으로 관리하는 것부터 시작해야 하지 않을까.

허리가 아프면 임신도 두렵다

"언니가 임신 중에 디스크가 터졌는데, 아무런 치료도 못 받고 너무 아파했어요. 나중에 저도 그럴까 봐 겁이 나요."

"예전에 측만증 진단을 받았어요. 조금만 무리해도 허리가 아픈데, 임신해도 괜찮을까요?"

"골반이 틀어져 순환이 안 돼서 아기가 안 생긴다는데, 교정을 받아야 하나요?"

미혼이거나 임신을 준비 중인 허리 통증 환자들이 종종 묻는 말이다.

언제부터인가 허리 통증은 우리 삶을 가로막는 큰 걸림돌이 되었다. 허리가 아파서 공부하기 힘든 수험생에서 병가 후 복귀를 할 수 없는 직장인, 그리고 임신과 육아를 준비해야 하는 여성들까지, 허리 통증은 누구에게나 두려운 것일 수밖에 없다.

임신과 육아가 허리 통증을 악화시킨다는 사실은 다들 알고 있을 것이다. 실제로 임산부의 70%가 요통을 경험한다. 그렇다 보니 막상 결혼을 하고 임신을 계획하려면 예전에 경험한 허리 통증이 떠올라 두렵다. 생리통이 심한 경우에는 더욱 염려스럽다. 임신 기간 동안 허리가 아프면 어떻게 견딜지, 회사는 다닐 수 있을지, 또 아기가 태어난 뒤 기저귀를 갈고, 업어주고, 안아주는 일은 잘 할 수 있을지 걱정이 앞선다.

그러나 임신 중 디스크가 새롭게 발병하는 확률은 예상 외로 높지 않다. 또한 디스크 탈출증이나 척추 측만증, 골반 비틀림이 임신 가능성을 떨어뜨리거나 유산을 증가시킨다는 보고는 없다. 하지만 이런 문제를 가진 사람이라면 임신 기간 중 허리와 골반 통증을 경험할 확률이 높다. 늘어난 체중과 호르몬 변화, 체형 변화 등이 허리와 골반에 부담을 주고 통증을 일으킨다.

그렇지만 이런 통증을 그저 받아들여야만 하는 것은 아니다. 아이를 가지려고 결심했다면 미리 준비해서 이를 예방할 수 있다. 그동안 지속되어온 허리 통증이 있다면 임신 전에 미리 엑스레이나 골밀도 검사, MRI 등 필요한 검사를 통해서 정확한 진단명을 찾고 적절한 치료를 받아야 한다. 가장 중요한 것은 꾸준한 운동을 통해 임신과 출산 과정에도 거뜬히 버텨낼 튼튼한 척추와 골반을 만드는 것이다. 임신 기간을 거치며 늘어나고 벌어질 척추와 관절을 위해서 체형을 바로잡고 코어근육을 미리 키워야 한다. 이는 출산 후 여전히 멋진 몸매로 스크린에 복귀하는 연예인들의 비결이기도 하다.

골반 건강이 여성 건강을 좌우한다

옛날 어른들은 "엉덩이가 커야 아이를 잘 낳는다"라는 말을 했다. 의학적으로도 골반 안쪽 지름이 작거나 태아의 머리가 더 클 때는 자연분만이 어려운 경우가 있으니, 틀린 말은 아닐 것이다. 하지만 단순히 엉덩이가 크거나 살집이 있다고 해서 건강한 골반은 아니다.

골반은 우리 몸의 몸통과 다리를 연결하는 부위로서 특히 허리와 연결되어 몸을 굽히고 펼 때 같이 움직이게 된다. 그런데 허리가 뻣뻣하고 유연성이 떨어지면 골반을 더 많이 움직이게 되고, 이런 과정에서 통증이 생기게 된다. 그러므로 건강한 골반을 위해서는 골반과 허리의 유연성이 모두 중요하다. 실제로 허리 통증 환자가 재활 운동을 할 때 골반과 허리의 유연성을 함께 훈련하며, 임산부 운동도 골반 안팎의 근육 유연성을 기를 수 있도록 구성된다.

골반은 인간이 걷고, 앉고, 일어서는 모든 동작을 가능하게 하는 부위이다. 또한 다리로 가는 근육들도 골반에서 시작된다. 따라서 골반이 틀어졌다면 선천적으로 뼈에 이상이 있거나 다쳤던 것이 아니라면 골반에서 시작하는 근육에 비대칭이 생긴 경우가 많다. 짝다리 서기, 다리 꼬기 등의 습관이 오래되면 이런 현상이 일어난다. 즉 건강한 골반의 조건은 골반 주위 근육들이 조화롭게 균형을 이루어 골반의 비틀림이나 통증을 만들지 않는 것이다.

골반은 안쪽에 자궁, 방광, 대장, 직장과 같은 중요한 장기를 품고 보호하는 역할을 한다. 특히 여성은 생리나 배란 같은 호르몬 변화에 따라 골반 내부의 압력이 올라가거나 혈류가 정체되고, 변비 등으로 인해 골반이 아프고 다리가 저리는 증상이 생기게 된다.

또한 임신하면 골반이 태아의 성장과 함께 벌어졌다가 출산 후에 다시 붙게 된다. 이처럼 초경과 임신, 출산, 폐경에 이르기까지 평생에 걸쳐 변화무쌍한 호르몬의 소용돌이를 겪는 곳이 바로 여성의 골반이다.

이러니 어떻게 골반 건강에 대해서 무심할 수 있을까?

척추·골반 검진, 받으셨나요?

요즘 아이들은 유치원 때부터 낮 시간을 내내 책상에 앉아서 보내는 경우가 많다. 그 결과 8~9세부터 척추가 휘어져 측만증이 생기기도 한다. 부모가 아이를 잘 관찰하여 "아이의 양쪽 어깨높이가 달라요" "신발이 한쪽만 닳아요" 하며 치료의 적기를 놓치지 않고 병원에 오는 일도 있다. 하지만 인터넷 등 다양한 미디어를 접하기 어려웠던 예전에는 부모들이 척추나 허리 건강에 대해 정보를 얻을 방법이 거의 없었다. 따라서 현재 20대 후반 이후의 성인 대부분은 측만증 검진을 받아본 적도 없고 척추나 골반 건강에 주의를 기울이지 못했을 것이다.

그러나 생각보다 많은 사람이 불편을 느끼면서도 무심하게 지나치고 특별히 관리하지 않는 것이 바로 척추와 골반의 건강이다. 그렇다면 내 골반이나 척추의 상태는 어떻게 점검할 수 있을까? 아프지 않다면 그냥 지내도 되는 걸까?

다음의 리스트를 보며 직접 체크해보자. 해당하는 항목이 하나라도 있거나 특히 아픈 부위가 있다면 임신 전에 전문의와 상담하여 관리를 시작해야 한다.

척추 및 골반 건강 체크리스트

먼저 양 발을 11자로 나란히 붙이고 선다. 타일 앞에 서서 거울을 보면 좌우 체형을 좀 더 잘 비교할 수 있다. 앞으로 굽힐 때는 양 손바닥을 붙여 양쪽 엄지발가락 사이로 손을 뻗는다.

■ **선 자세, 정면에서**
- 머리가 한쪽으로 기울어져 있다. (예, 아니오)
- 양쪽 어깨 높이가 다르다. (예, 아니오)
- 한쪽 어깨뼈가 등 뒤로 튀어나와 있다. (예, 아니오)
- 차려 자세에서 허리 라인부터 팔까지의 간격이 양쪽이 다르다. (예, 아니오)
- 갈비뼈 한쪽이 다른 쪽보다 함몰되거나 튀어나와 있다. (예, 아니오)
- 양쪽 골반 높이가 다르다. (예, 아니오)
- 벽에 붙어 섰을 때 한쪽 골반이 앞으로 나온다. (예, 아니오)

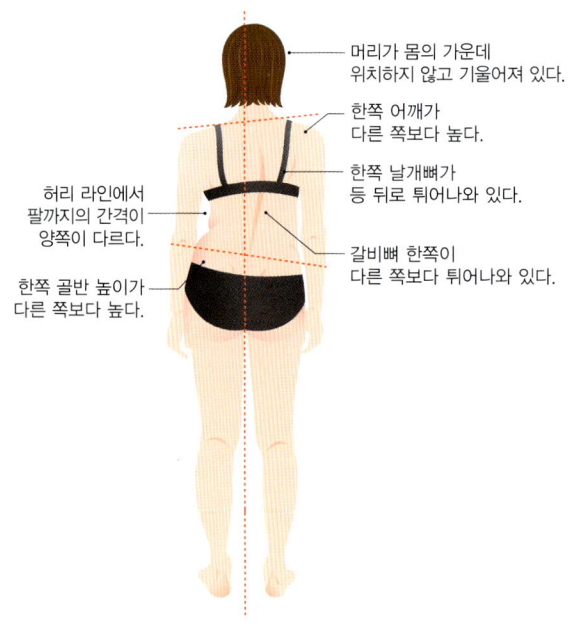

■ **선 자세, 옆면에서**
- 옆에서 봤을 때 아랫배와 함께 허리가 앞으로 나와 있다. (예, 아니오)
- 옆에서 봤을 때 윗등이 뒤로 굽어 머리가 어깨보다 앞으로 나와 있다.
(예, 아니오)

■ **앞으로 굽혔을 때**
- 양쪽 윗등이나 허리 높이가 다르다. (예, 아니오)

■ **의자에 앉았을 때**
- 의자 끝에 궁둥이를 붙여 앉았을 때 한쪽 무릎이 앞으로 나온다. (예, 아니오)
- 꼬리뼈가 닿아서 아프다. (예, 아니오)

■ **바닥에 앉았을 때**
- 양반다리를 하면 한쪽 엉덩이가 바닥에 잘 닿지 않는다. (예, 아니오)
- 양쪽 발바닥을 마주보게 붙이고 양반다리를 하면 양쪽 무릎의 높이가 다르다.
(예, 아니오)

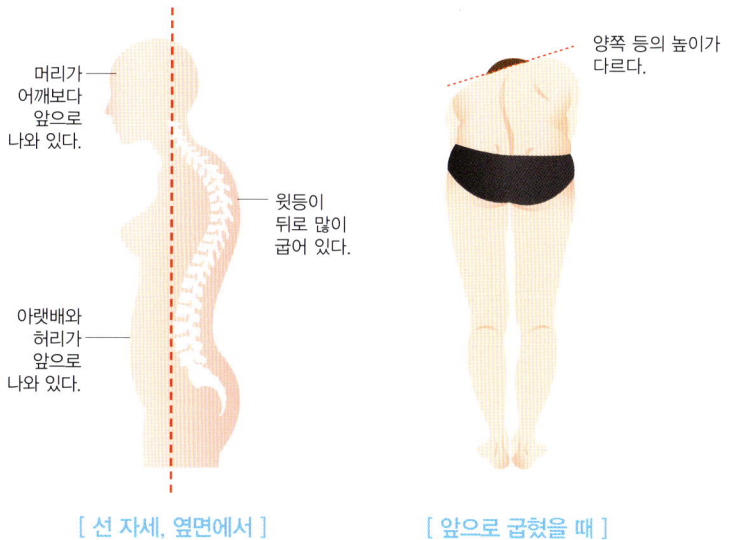

[선 자세, 옆면에서]   [앞으로 굽혔을 때]

■ 생활 속에서
- 걸을 때 몸이 한쪽으로 기우는 느낌이 든다. (예, 아니오)
- 신발이나 바지의 한쪽 끝만 먼저 닳는다. (예, 아니오)
- 치마나 바지가 돌아간다. (예, 아니오)
- 살은 없는데 아랫배가 많이 튀어나와 있다. (예, 아니오)
- 오리궁둥이라는 말을 많이 듣고, 자주 팬티 위 라인 부위가 뻐근하다. (예, 아니오)

■ 누웠을 때
- 누웠을 때, 한쪽 다리가 길다. (예, 아니오)
- 누웠을 때, 양쪽 골반 높이가 다르다. (예, 아니오)
- 누워서 무릎을 세우면 양쪽 무릎 높이가 다르다. (예, 아니오)
- 무릎을 세우고 한쪽 무릎을 바닥으로 내렸을 때 벌려지는 정도가 양쪽이 다르다.
(예, 아니오)

양쪽 무릎의 높이가 다르다.

다리가 벌려지는 정도가 양쪽이 다르다.

[누웠을 때]

2장

임신 중 통증을 부르는 허리와 골반의 변화

2장

임신 중 통증을 부르는 허리와 골반의 변화

임신과 출산을 준비하는 예비 부모가 되면 여러 가지 준비를 하게 된다. 이때 태아에 대해서는 몇 개월에 눈이 생기고, 언제부터 들을 수 있는지, 개월 수에 따른 성장은 어떻게 되는지 등 많은 관심을 가지고 공부하지만, 정작 그 아기가 자라는 공간인 엄마의 골반에 관해서는 그다지 주의를 기울이지 않는다. 기존의 임신 정보서들도 아기의 변화에 대해서만 자세히 알려줄 뿐 입덧, 임신선, 자궁의 크기 같은 정보 외에는 엄마의 변화에 관해서 깊이 있게 다루지 않는 경우가 대부분이다. 하지만 임신 10개월 동안, 그리고 출산 후 몇 개월간 임산부의 몸에는 일생에서 가장 많은 신체적 변화가 일어나게 된다. 그중에서도 척추와 골반의 변화는 출산 후에도 쉽게 회복되지 않고 건강에 영향을 미친다. 그러므로 아무리 주의를 기울여도 전혀 지나치지 않을 만큼 중요한 것이 바로 척추와 골반이다. 그럼에도 임산부의 척추 체형 변화에 관한 정보는 책이나 인터넷을 통해서는 정보를 구하기 어려울 뿐만 아니라, 임산부 자신은 물론 가족과 의사들조차도 그다지 관심을 두지 않고 있다.

허리와 골반의 통증부터 손목터널증후군, 골다공증에 따른 골반 골절까지. 임신 기간 동안 임산부에게는 많은 병이 생기지만 대부분의 임산부는 "아기를 낳고 나면 좋아지겠지"라는 위험한 생각으로 참는다. 의사들마저도 "마땅히 치료할 수 있는 방법이 없어요. 참아보세요"라고 말하는 경우가 많다.

외국의 통계에 따르면 통증이 있는 임산부의 1/3만이 의사와 상의를 하고, 임산부와 상담한 의사 중 1/4만이 치료를 권유한다고 한다. 하지만 적절한 시기에 관리와 치료를 받지 않으면 자연분만은 고사하고 불필요한 제왕절개 수술이 필요할 수도 있다. 또한 약물과 주사 치료 등에도 잘 듣지 않는 만성 통증으로 이어져 일상생활에도 지장을 받는 경우가 생기므로, 이는 결국 엄마와 아이 모두에게 악영향을 미친다.

허리·골반 통증의 주요 원인, 체형 변화

기다리던 아기가 생겼다는 것을 알았을 때 예비 부모의 기쁨과 설렘은 말로 표현할 수 없을 것이다. 하지만 몸이 무거워지면서 임산부에게는 상상하지 못했던 여러 가지 문제들이 생긴다. 신발을 신으려고 조금만 몸을 굽혀도 뻐근하게 허리에 통증이 느껴진다거나 걸을 때마다 허리 깊숙이 칼로 찌르는 듯한 통증이 번지기도 한다. 엄마가 되는 과정은 원래 힘든 것이니 참으면 언젠가 좋아지겠지, 하는 생각으로 출산까지 버티기만 하면 과연 해결될까?

임신 중의 통증은 체형 변화에서부터 시작된다. 배 속의 아기가 자라면서 자궁의 크기가 증가하고 가슴이 커지면서 체중도 10~15kg 정도 증가한다. 이러한 변화는 골반 위 척추 중심에 있던 신체의 무게중심을 원래보다 위와 앞으로 이동시킨다. 그 결과, 마치 높은 하이힐을 신고 균형을 잡아야 하는 것과 같은 상황이 된다. 그래서 흔하게 보는 만삭 임산부의 걸음걸이는 허리는 앞으로 내밀고 가슴은 뒤로 젖혀 마치 팔자걸음을 걷는 양반 같은 자세를 취하게 되는 것이다.

또한 골반은 척추 아랫부분과 연결되어 있어서 허리가 앞으로 휘면 골반도 도미노처럼 같이 앞으로 기울어지게 된다. 결과적으로 체형이 변하고 무게중심이 이동한 몸의 균형을 잡기 위해서 임산부의 등과 엉덩이, 허벅지 바깥 근육은 끊임없이 일을 해야만 한다. 그렇다 보니 하루 일과를 마치고 침대에 누우면 등, 허리, 엉덩이 할 것 없이 여기저기 뻐근하고 아프게 된다.

이런 변화는 단순히 걸음걸이나 체형만 바꾸는 것이 아니라 척추와 관절에까지 영향을 미친다. 임신 전과 비교하면 같은 물건을 들더라도 척추와 관절에 실리는 무게와 압력은 두 배까지 증가한다. 따라서 청소나 빨래같이 일상적인 집안일을 하는 것만으로도 허리를 삐거나 무릎이 시큰거리기도 한다.

이런 체형 변화는 체중이 많이 늘어나는 18~19주부터 본격적으로 시작되는데, 허리와 골반의 통증도 이때부터 시작된다. 단순히 배가 불러오니 그런가 보다, 하고 생각할 것이 아니라 남편은 물론 가족 모두가 임산부의 약해진 척추와 골반에 관심을 기울이고, 육아와 가사의 부담을 함께 나누어야 한다. 물론 엄마 자신이 관심을 가지고 바른 자세를 유지하고 꾸준히 운동을 하는 것이 가장 중요하다.

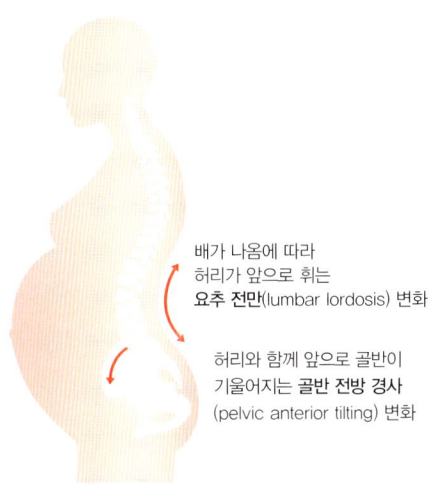

통증의 또 다른 공범, 임신 호르몬

임신에서 출산까지의 과정은 정말 경이롭다. 콩알만 하던 아기집이 엄마의 갈비뼈까지 닿을 만큼 커지게 되고, 가늘었던 허리는 터지지 않을까 싶을 만큼 배가 불러오게 된다. 이렇게 임산부의 체형에 변화를 일으키는 주범은 바로 임신 호르몬이다.

수정란이 자궁에 착상하고 성장하면서 임산부의 몸에서는 여성 호르몬과 임신 호르몬의 수치가 높아지게 된다. 그중에서 '릴랙신$_{relaxin}$'이라는 호르몬은 임산부의 골반을 포함한 온몸의 관절과 인대를 늘어나게 하는 역할을 한다. 이는 아기가 성장하면서 머물 수 있는 공간을 만들어주고 분만을 준비하기 위한 것이다. 그런데 안타깝게도 이런 과정에서 늘어난 골반 관절과 인대가 예기치 못한 통증을 일으킨다.

골반 뼈를 보면 양쪽 귀를 펼친 코끼리와 비슷한 모습으로, 쉽게 생각하면 코끼리의 귀와 머리가 붙는 부위가 임신 중에 벌어지면서 통증이 생기게 된다. 이 부위를 의학용어로는 천장관절sacroiliac joint이라고 하는데, 코끼리의 머리에 해당하는 천골sacrum과 양쪽 귀에 해당하는 장골Ilium이 앞뒤에서 만나는 부위이다.

아기가 커지면서 골반 뒤쪽의 천장관절 외에도 골반 앞쪽에서 좌우의 치골이 만나는 부위인 치골 결합pubic symphysis 부위도 늘어나게 된다. 실제로 치골 결합 부위는 임신 10주부터 벌어지기 시작해서 이전에는 3~5㎜ 정도였던 관절이 8㎜ 정도까지 늘어나게 된다.

임신 호르몬은 골반뿐만 아니라 척추 구석구석에까지 영향을 미친다. 우리 몸의 척추는 길쭉한 기둥처럼 척추뼈 하나하나를 근육과 인대들이 붙잡고 있는데, 임신 호르몬은 앞뒤 방향에서 아래위로 길게 척추를 지탱해주는 인대들까지 느슨하게 만든다. 그러다 보니 충격을 받아 다친다거나, 오래 서 있거나 걸으면 허리 깊숙한 곳에서부터 움직일 때마다 통증이 느껴지게 된다. 마치 짱짱하게 돌아가야 할 기계의 나사가 풀려 힘도 약해지고 잘 돌아가지 않는 것과 마찬가지다.

그런데 모든 산모의 골반이 벌어진다면 왜 유독 나만 아픈 걸까? 내가 유별나게 아픈 걸 못 참는 것일까? 이런 궁금증이 생길 수도 있다. 그러나 이는 개인마다 타고난 체형, 근력, 유전적 소인이 모두 다르기 때

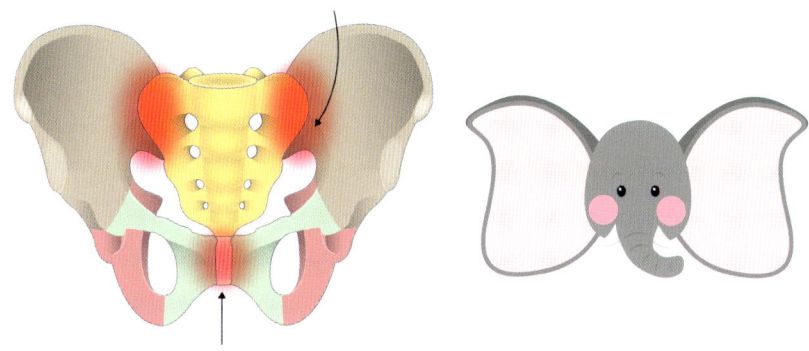

문이다. 골반이 어느 정도 벌어지더라도 그 변화를 감당할 수 있는 튼튼한 체력과 체형을 가진 사람이라면 통증이 없을 수도 있다. 또한 임신 전, 그리고 임신 중의 생활 환경이나 신체 활동의 정도가 사람마다 다른 것도 영향을 미친다.

특히 임신 전부터 허리 통증이 있었던 경우, 첫 임신은 그럭저럭 견딜 만했지만 두 번째 임신 후에 임신 초기부터 통증이 더욱 빨리 시작되고, 그 정도도 심한 경우가 있다. 그 이유는 첫아이의 육아와 살림 등으로 임신 중이면서도 하루 종일 허리를 펼 시간이 없을 정도로 신체 활동이 많기 때문이다. 첫아이 출산 후 근육 운동은 고사하고 살도 빼지 못한 채 둘째 아이를 가졌는데, 이미 변해버린 체형과 불균형한 호르몬, 그리고 육아에 쫓기는 시간까지 겹쳐, 이중 삼중으로 힘들어지는 것이다.

이미 연구된 바에 따르면 골반 통증이 생길 위험이 큰 사람은 아래와 같다.

- 신체 활동이 많은 사람(허리를 자주 굽히고 펴거나, 무거운 물건을 자주 드는 경우)
- 임신 전부터 요통, 골반통이 있던 사람
- 이전 임신 때 골반통이 있었던 사람
- 임신 전에 골반을 다친 경험이 있는 사람
- 임신 전부터 골반 비대칭이 있던 사람(측만증, 골반 틀어짐 등)
- 임신 전부터 근육량과 운동량이 적었던 사람
- 고령 임신, 거대아 임신의 경우

본인이 이런 위험군에 해당한다면, 특별히 주의하고 관리해야 한다. 즉 임신 전부터 꾸준히 근력을 키우고 바른 자세를 생활화해야 한다. 이에 대해서는 뒤에서 자세히 소개하도록 하겠다.

엎친 데 덮친 격, 복근이 벌어진다?

최근 허리 건강에 대한 관심이 커지면서 디스크는 현대인의 고질병이니, 허리 통증이 직립 보행의 최대 재앙이니 하는 말들이 생겼다. 또 허리 통증 치료는 '코어core근육'에 달렸다는 말은 누구나 한 번쯤 들어보았을 것이다.

코어근육이란 우리 몸통을 원기둥 모양으로 받치고 있는 근육들을 일컫는다. 내장 장기를 중심으로 위쪽 면에 있는 횡격막(가로막), 그리고 옆면에 해당하는 복근과 척추 주위의 등 근육, 아래쪽 면에 있는 골반 근육 들로 구성되며, 이런 코어근육은 우리 몸을 지탱하는 힘의 원천이 되는 발전소이자 든든하게 안정감을 주며 지켜주는 보디가드라고 할 수 있다. 허리 건강을 위해서는 이 코어근육이 탄탄하게 척추를 감싸는 자연 복대 역할을 해야 한다.

그러면 임신 중에 코어근육에는 어떤 일이 일어날까?

흔히 우리가 '식스팩'이라고 부르는 복직근은 마치 비엔나소시지처럼 근막이라는 비닐에 싸여 있고, 좌우 복근의 가운데는 백선linea alba이라고 부르는 섬유질로 연결되어 있다. 그런데 배가 불러옴에 따라 복근은 갈라져 옆으로 이동하게 되고 가운데 섬유질 부위만 넓어지는데, 이를 '복직근 분리rectus diastasis'라고 한다. 즉 복근이 양옆으로 갈라지는 것이다.

이는 대부분 임신 중반기에 시작되어 임신 후반기로 갈수록 벌어지는 정도가 커지며 2~4㎝ 정도로 양측 복근이 갈라지게 된다. 그 결과 척추를 지켜줘야 할 복근이 제 기능을 못 하게 되고, 호르몬의 영향으로 등 근육과 인대까지 늘어나, 척추와 골반을 통증으로부터 무방비 상태

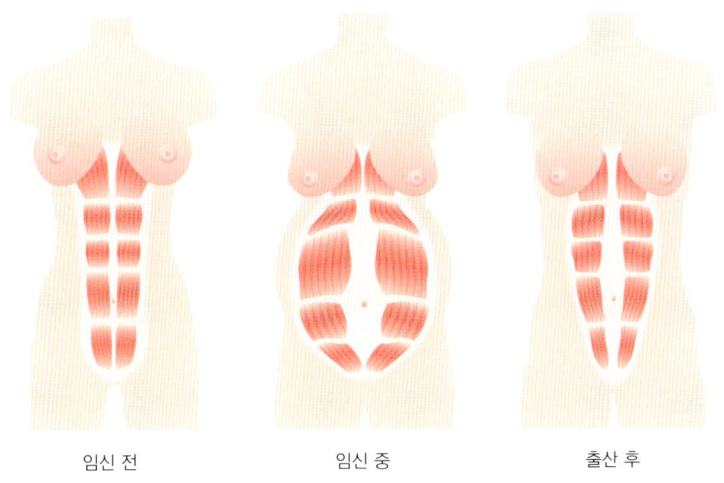

임신 전　　　　　임신 중　　　　　출산 후

에 빠뜨린다.

그렇다면 복직근 분리도 모든 임산부에게 똑같이 일어나는 일일까? 일반적으로는 임신 전부터 복근 및 코어근육의 근육량이 적은 경우, 산모의 나이가 많은 경우, 출산 경험이 많은 경우, 비만인 경우에 복직근 분리의 가능성이 더 크다고 알려져 있다.

나도 복직근 분리가 일어난 상태인지 아래의 방법으로 체크해보자. 만약 분리 증상이 있다면 임신 중과 출산 직후에는 몸을 굽히거나 복압을 올리는 운동을 할 때 주의가 필요하다. 운동을 무조건 피해야 하는 것이 아니라 복직근 분리를 회복시키기 위한 운동이 필요한 것이다. 일상생활 중에도 물건을 들거나 아이를 안을 때에는 복압을 상승시키지 않도록 무릎을 굽히고 몸에 붙여 들어 올려야 한다.

[복직근 분리 셀프 체크법]

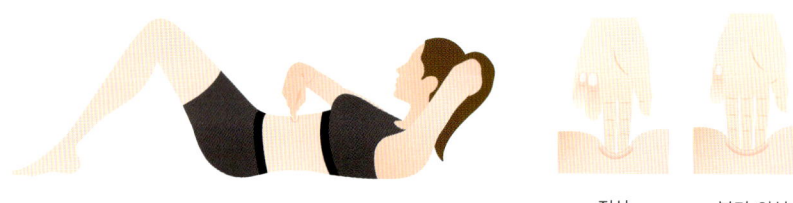

정상　　분리 의심

바닥에 누워 무릎을 세우고 배꼽 위를 손가락 끝으로 눌러본다.
그 상태에서 윗몸 일으키기를 하듯 상체를 들어 배꼽을 바라보는 자세에서 다시 만져본다. 이때 손가락 세 개 이상의 간격이 있다면 복근이 갈라진 것이므로, 주의 및 관리가 필요하다.

골반 통증과 허리 통증, 관리부터 다르다

내가 근무하는 병원의 임신요통클리닉을 방문한 임산부 200여 명을 조사한 결과, 허리 통증보다 골반 통증으로 방문하는 산모가 세 배는 많았다. 그런데 특이하게도 임산부 대부분이 자신의 골반 통증을 허리 통증이라고 여기고 있었다.

골반은 허리와 맞닿아 있으면서 허리와 함께 온몸을 지탱하는 든든한 버팀목 역할을 해주어야 하는 부위이다. 그런데 골반이 아프다 보니 허리까지 통증이 이어지는 때도 있다. 물론 많은 임산부와 때로는 의사들까지도 임신 중의 골반 통증과 허리 통증을 잘 구분하지 못한다. 하지만 임신 중의 골반 통증은 허리 통증과는 성격도 다르고, 치료법도 다르다.

출산 전후 나타나는 골반 통증은 허리 통증보다 네 배 이상 흔하다. 흔히 이 두 증상을 임신 관련 허리 통증으로 같게 생각하지만, 치료나 관리가 다르기 때문에 초기부터 구분해서 올바른 진단을 받는 것이 중요하다.

허리 통증은 임신 전에 경험해본 통증과 크게 차이가 없으며, 주로 오래 서 있거나 앉아 있는 경우, 물건을 들어 올릴 때 생긴다. 허리 디스크 문제가 동반되었다면 엉덩이나 때로는 발끝까지 저린 통증이 퍼지기도 한다. 하지만 골반 통증에는 허리 주위가 아닌 팬티 라인 아래의 엉덩이 부위에서부터 허벅지 쪽으로 칼로 찌르는 듯 날카로운 통증이 동반된다. 이는 침대에서 돌아눕거나 의자에서 일어설 때, 걸을 때 등 주로 움직이는 동안 악화된다.

허리가 아픈 경우라면 오래 서 있는 동작을 피해야 하고 걷기 운동,

코어 근육 단련 운동 등을 하는 것이 좋다. 한쪽 발에 지지대를 두는 방법이 필요한 경우도 있다.

하지만 골반 통증의 경우에는 한쪽 발에 지지대를 올리고 서는 동작이 오히려 골반의 비대칭을 유발해 통증이 악화될 수 있다. 또 걷기, 달리기, 계단 오르기와 같은 동작도 골반 통증을 유발할 수 있다. 인터넷에서 찾은 정보만 믿고 운동이나 자세 등을 섣불리 따라 했다가 발걸음도 떼지 못할 정도로 더욱 통증이 악화될 수도 있다.

그러므로 내 아기가 자라는 집의 울타리라 할 수 있는 골반에 대해 관심을 가지고 올바르게 관리하는 것이야말로 평생의 척추와 골반 건강을 책임질 예방주사를 맞는 것과 같다.

양상	허리 통증	후방 골반 통증
어디가 어떻게 아플까?	임신 전에 겪었던 요통과 비슷하게 허리 주변이 뻐근하거나 찌릿함. 등 근육을 누르면 아프기도 함. 가끔 다리와 발까지 저리기도 함.	팬티 라인 아래 엉덩이가 주로 아프며 뒤쪽 허벅지까지 통증이 퍼지기도 하나 종아리나 발까지 내려가는 경우는 드묾.
무엇을 할 때 아플까?	오래 서 있기 앉아 있기 반복적으로 물건을 들기	침대에서 돌아눕기 낮은 의자나 차에서 일어나기 계단 오르기 걷거나 달리기 물건 들기 허리 돌리기

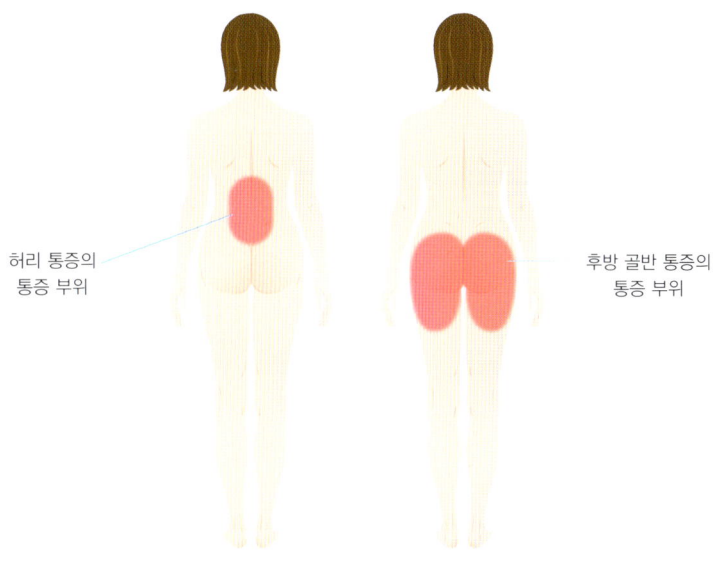

허리 통증의
통증 부위

후방 골반 통증의
통증 부위

[집에서 해보는 골반 통증 검사]

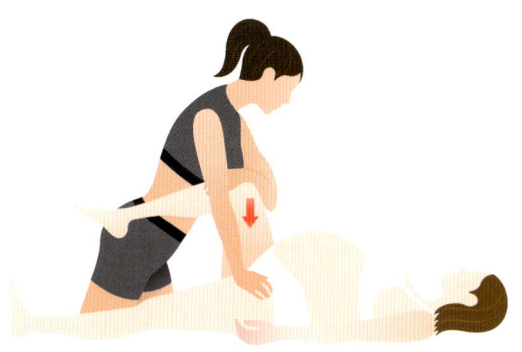

한쪽 다리의 무릎을 굽히고 이를 배꼽 쪽으로 들어 올린 상태에서, 다른 사람이 무릎에 힘을 가해 아래로 누른다. 이때 골반 뒤쪽에서 평소 느끼던 통증이 나타난다면 후방 골반통을 의심할 수 있다.

HELP! 임신 중 나타나는 허리와 골반의 통증

■ 허리 통증(pregnancy-related low back pain)

"조금만 돌아다녀도 밤에 누웠을 때 팬티 라인 아래위로 찢어질 듯 아프고, 어떻게 돌아누워도 불편하게 뻐근한 허리 통증이 있어요."

"허리와 엉덩이 부분이 달리기라도 한 것처럼 뻐근하고, 조금만 만져도 너무 아파요."

▶ 배가 불러와 앞으로 기울어질 듯 불안정한 자세에서 균형을 잡으려다 보니 임산부의 뒤쪽 허리와 엉덩이 근육은 쉽게 뭉치고 피로하게 됩니다. 배를 너무 내밀고 오래 걷지 않도록 주의합니다. 또 골반 위쪽 몸의 한가운데에 무게중심을 잘 유지할 수 있도록 복근과 엉덩이 근육의 힘을 키우고, 바르게 서기를 연습해야 합니다. 뭉치는 근육은 스트레칭으로 풀어주세요.

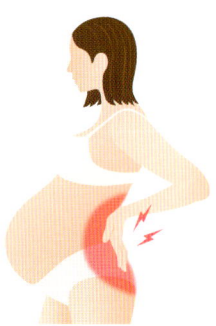

"아침에 세수하려고 몸을 굽히면 허리가 너무 아파요."

▶ 허리가 앞으로 휜 채 하루하루를 보내다 보니 척추 사이의 인대와 등 근육의 유연성이 떨어지면서 길이가 짧아지게 됩니다. 이런 상황에서 허리를 굽히거나 침대에 누우려 하면 척추 관절과 인대, 근육이 잘 늘어나지 못해 뻐근한 통증을 느끼게 됩니다. 휘어져 있는 활을 반대 방향으로 꺾으려면 힘이 드는 것처럼 말이죠. 이럴 때는 앞으로 휜 허리를 반대로 굽히는 스트레칭을 통해 척추 관절과 근육의 유연성을 키워야 합니다.

■ **후방 골반 통증**(pregnancy-related posterior pelvic pain)

"걸음을 디딜 때 뒤 엉덩이부터 허벅지로 날카롭게 퍼지는 통증이 있어요."

"침대에서 돌아눕거나 일어설 때 팬티 라인 아래부터 엉덩이 속으로 찢어질 듯이 아파요."

▶ 벌어진 골반 관절과 호르몬의 영향으로 느슨해진 인대, 약해진 골반 주위의 근육이 제대로 골반의 움직임을 잡아주지 못해 생기는 증상입니다. 특히 걷거나 일어설 때, 돌아누울 때, 몸을 기울일 때 등 고관절을 굽히게 되면 천장관절 주위로 골반 통증이 발생하게 됩니다. 물론 모든 골반 통증이 천장관절에서 비롯되는 것은 아니지만 통증을 일으키는 운동이나 자세는 피해야 합니다.
의자나 침대에서 허리를 구부리고 미끄러지듯 앉는 자세는 통증을 악화시키므로 그렇게 앉지 않도록 주의하고, 골반 벨트를 착용하거나 골반 주위 근육을 강화하여 골반 관절을 보호해주는 것이 필요합니다.

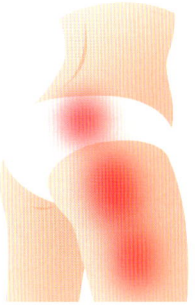
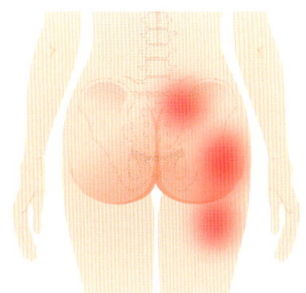

■ **치골 통증** (pubic symphysis pain)

"걸을 때마다 골반 앞쪽과 사타구니가 빠지는 느낌이 들면서 아파요."

"임산부 요가를 할 때 허벅지를 벌리면 골반 앞쪽이 찢어지듯 아파요."

▶ 치골 관절이 벌어지거나 간혹 치골 사이의 연골에 염증이 생겨 통증이 유발되기도 합니다. 또 요가 중 골반 스트레칭을 심하게 하거나 분만 중에 치골 사이가 과도하게 벌어져 통증이 일어나는 일도 있습니다. 만약 1㎝ 이상 벌어졌다면 수술적 처치가 필요할 수도 있습니다. 그 정도로 심하지 않은 경우에는 양쪽 허벅지를 동시에 벌리는 스트레칭이나 양반다리 자세를 피하고, 걸을 때 골반 벨트를 착용하면 도움이 됩니다.

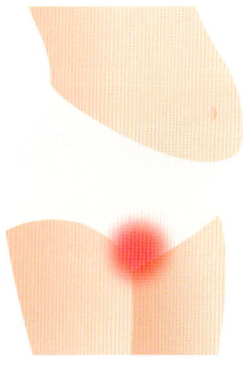

3장

임신에 따른 다양한 체형 변화

3장

임신에 따른 다양한 체형 변화

다음은 임신으로 인해 일어나는 다양한 신체의 변화들이다. 이와 같은 변화가 일어난다는 것을 알고, 자기 몸의 변화를 주의 깊게 관찰하여, 관리할 수 있어야 한다.

임신으로 악화되는 거북목 증상

책상에 오래 앉아 공부하는 학생부터 하루 종일 컴퓨터로 업무를 처리하는 회사원까지, 뒷목 결림 증상은 허리 통증과 함께 현대인의 만성 질환이 된 지 오래다. 신기하게 누워 있을 때는 잘 모르다가도 앉거나 서면 알

람시계라도 단 듯 통증이 다시 스물스물 올라와 심하면 두통까지 생긴다.

견디다 못해 병원을 찾아 엑스레이라도 찍어보면, 큰 이상은 없지만 일자목이라는 진단을 받는 경우가 많다. "원래 목은 곧은 일자가 아닌가요?"라고 되묻는 사람도 있지만, 사실 사람의 척추는 일자가 아니다. 목부터 꼬리뼈까지 이어지는 척추는 각 부분이 제 위치에 맞는 기능을 할 수 있도록 목과 허리는 앞으로 휘고, 가슴 부위는 뒤로 굽어진 구조이다. 목과 허리의 척추가 따로 있어 만나는 게 아니라, 마치 기어가는 뱀처럼 한 줄로 연결되어 있다.

앞에서 임산부의 허리와 골반의 변화에 대해 설명했다. 이러한 변화에 따라 등과 목의 기울기도 변화하게 된다. 즉 배가 나오면서 허리는 앞으로 휘고, 가슴이 커지면서 등뼈, 의학용어로는 흉추(胸椎)가 뒤로 굽어져 구부정한 자세가 된다. 그뿐만 아니라 이러한 변화와 함께 목 부위, 즉 경추(頸椎)까지 영향을 받아 머리가 거북이처럼 어깨 앞으로 빠지는 이른바 '거북목' 증상이 생긴다. 옆에서 보면 목에서 골반까지 뒤집어진 'S라

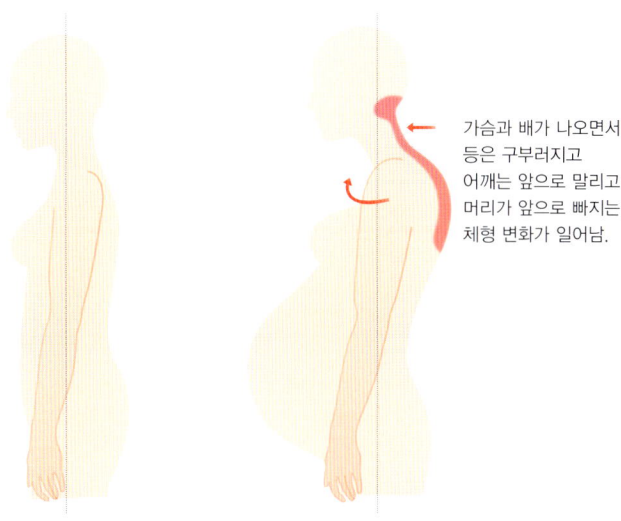

가슴과 배가 나오면서
등은 구부러지고
어깨는 앞으로 말리고
머리가 앞으로 빠지는
체형 변화가 일어남.

인'이 만들어지게 된다.

체형만 변한다면 어떻게든 지내겠지만, 문제는 이로 인해 생기는 통증이다. 환자들은 흔히 목과 어깨가 이어지는 부분이 끊어질 듯 쑤시고 아프며, 목 뒤가 조이면서 두통까지 생긴다고 한다. 게다가 임신 전부터 이런 통증이 있었다면, 임신 후 허리부터 시작되는 체형 변화와 함께 거북목 증상까지 악화되면서 통증은 더욱 심해진다.

그렇다면 과연 이렇게 자세가 구부정해지는 변화는 피할 수 없는 것일까?

그렇지 않다. 우리 몸의 뼈는 근육과 인대에 매달려 있는 구조이다. 근육과 인대의 상태에 따라 척추의 형태가 달라진다는 말이다. 구부정하게 굽은 흉추 주위의 근육이 등이 굽은 부분을 따라 길게 늘어지고 약해지면 앞으로 굽은 자세가 더 악화되고, 이 부분을 자극하고 펴주는 운동을 하면 바른 자세로 교정된다. 또한 턱 아래 목 깊숙히 위치한 목굽힘근 근육을 강화하면 앞으로 나온 거북목 자세도 개선할 수 있다. 임신 기간 중에 꾸준히 관리해야 출산 후 육아와 수유를 거치며 목의 통증이 악화되는 것을 피할 수 있다.

시원하게 펴지지 않는 굽은 등과 어깨

앞에서 등이 앞으로 굽는 체형 변화에 대해 설명했다. 이는 허리의 전만과도 연관이 있지만, 계속 굽은 자세로 있다 보면 젖가슴 아래에 있는 가슴 근육, 즉 흉근pectoralis이 짧아진다. 흉근에는 대흉근, 소흉근이 있으며 복장뼈나 갈비뼈에서 시작해 어깨 관절 쪽에 붙는 근육을 말한다. 따라서 이 근육이 유연하게 늘어나지 못하면 어깨가 앞으로 당겨지면서 구부정해진다. 또한 등뼈 위에 있는 날개뼈도 등이 굽어지면서 원래의 위치에서 위쪽, 바깥쪽으로 이동하게 된다. 이런 변화들은 추울 때 잔뜩 웅크린 몸처럼 어깨 관절을 앞으로 둥글게 말리게 한다.

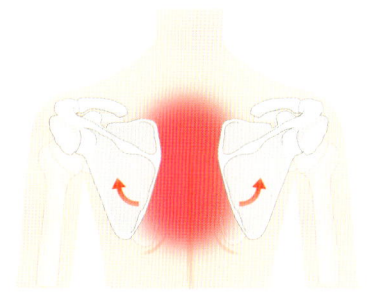
▲ 체형의 변화에 따라 등뼈와 등의 근육도 영향을 받게 된다.

앞에서 가슴 근육이 잡아당기면 뒤쪽의 등 근육은 늘어나기 마련이나. 늘어나고 약해진 등 근육으로 힘을 쓰고 자세를 유지하기는 어렵다. 그래서 "등 뒤쪽에 날개가 돋는 것처럼 찢어질 듯 아파요", "물건을 들거나 밀 때 날개뼈 안쪽 등이 너무 아파요"와 같이 어깨 관절이나 날개뼈 주위로 통증을 호소하게 된다. 이를 해결하려면 가슴 쪽 근육은 늘려주고 등 쪽 근육은 다시 짱짱하게 맞추어, 앞뒤 근육의 균형을 유지하는 것이 필요하다.

벌어지는 갈비뼈와 두꺼워지는 몸통

배 속의 아기가 자라면서 자궁의 크기는 배꼽을 넘어 갈비뼈 부위까지 도달하게 된다. 그러다 보니 위장관이 눌려 조금만 먹어도 소화가 안 되고 신물이 올라오는 증상이 생겨 불편해진다. 또 자궁이 폐까지 압박하여 계단을 조금만 올라도 숨이 차고 답답한 증상도 생긴다. 하지만 엄마가 편안히 숨을 쉬어야 태아에게도 산소를 충분히 공급할 수 있다. 이를 위해 엄마의 몸은 마치 접힌 우산이 펴지는 것처럼 갈비뼈를 포함한 윗몸통(흉곽) 둘레가 10~15㎝까지 늘어나고, 갈비뼈 사이 간격도 벌어지게 된다.

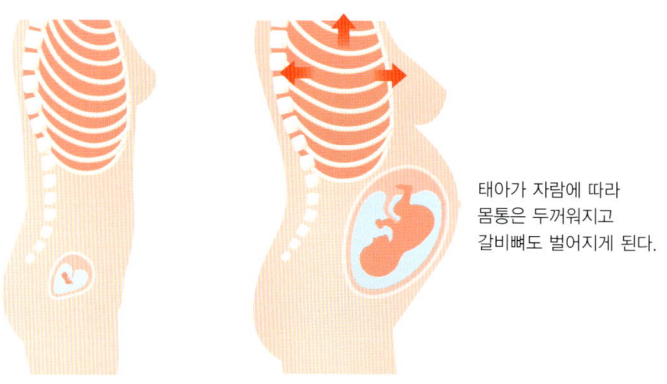

태아가 자람에 따라 몸통은 두꺼워지고 갈비뼈도 벌어지게 된다.

이런 변화에 대해 설명하면 단순히 가슴이 커지고 살이 찐 줄 알았다며 놀라는 분들이 많다. 단지 몸통이 두꺼워지고 갈비뼈 사이가 벌어지는 것이라면 크게 불편하지 않겠지만, 문제는 갈비뼈 주위로 저리고 뻐근하거나 숨이 찬 증상 때문에 생활에도 지장이 생기는 것이다.

"갈비뼈 사이로 찌릿찌릿해요."
"갈비뼈랑 옆 몸통이 뻐근하게 조여와요."
"돌아눕거나 숨 쉴 때 앞쪽 명치 부분이 벌어지는 것같이 아파요."

이러한 증상은 갈비뼈가 벌어지면서 신경과 근육이 늘어나고 눌리기 때문이다. 갈비뼈는 뒤쪽 척추에서 시작해 앞쪽 복장뼈에 붙게 되는데

이 뼈들이 이루는 새장 같은 구조를 흉곽 또는 가슴우리라고 한다. 그런데 이 갈비뼈 사이의 공간에도 근육과 신경이 존재한다. 흉곽 둘레가 늘어나면서 그 사이의 신경이 눌려 찌릿한 신경통이 생기고, 근육이 늘어지고 당기면서 통증이 일어난다. 또 복장뼈와 갈비뼈가 만나는 관절 부위도 늘어나면서, 돌아눕거나 움직일 때 가슴 앞쪽이 벌어지는 것 같은 통증이 생긴다.

이를 어쩔 수 없는 변화라고만 생각하지 말고 폐의 바닥, 끝까지 구석구석 호흡에 잘 이용할 수 있도록 복근을 사용하는 코어 호흡법을 익히도록 하자. 호흡 운동과 스트레칭을 통해 복근과 갈비뼈 사이 근육 힘을 키우면 통증 예방은 물론 체형 관리까지, 두 마리 토끼를 잡을 수 있다.

발이 붓고 퍼지는 평발화 증상

몸이 점차 무거워지고 배가 불러오면 드디어 임산부 전용 옷을 사야 하는 시기가 온다. 이 무렵 또 한 가지 고민되는 것이 바로 신발이다. 특별히 발에 살이 찐 것 같지도 않은데, 평소 신던 신발이 불편하고 발이 아파온다. 그러면 대개는 일단 불편한 발을 달래기 위해 굽이 없는 플랫 슈즈나 슬리퍼를 신게 된다. 그런데 물론 늘어난 체중과 부종으로 발이 펑퍼짐해지면서 신발이 맞지 않는 경우도 있지만, 이는 사실 골반 통증의 주범인 임신 호르몬이 발끝에까지 영향을 미치기 때문이다.

사람의 발바닥에는 아치처럼 움푹 들어간 부분이 있다. 이 부분은 걷기나 기타 활동으로 인한 발의 충격을 완충하는 작용을 한다. 그런데 임신 호르몬의 영향으로 발의 관절 및 인대가 늘어나면서, 발바닥의 아치는 1㎝ 정도까지 낮아진다. 흔히 평발이라고 부르는 상태가 되는 것인데, 만일 임신 전부터 이런 현상이 있었다면 상황은 더욱 어려워진다.

"딱딱한 바닥에서 맨발로 걸을 수가 없어요."
"아침에 첫발을 디딜 때부터 뒤꿈치가 너무 아파요."

이는 '족저근막염'이라 부르는 증상으로, 평발 변형으로 발바닥 아래 근막 부위가 자극을 받으면서 통증이 생기는 것이다. 심하면 집 안에서도 슬리퍼 없이는 움직이기 힘들 정도로 고통을 호소하기도 한다. 이런 경우라면 플랫 슈즈를 피해야 하며 족저 근막 마사지 및 아킬레스 힘줄 스트레칭 등의 관리가 필요하다.

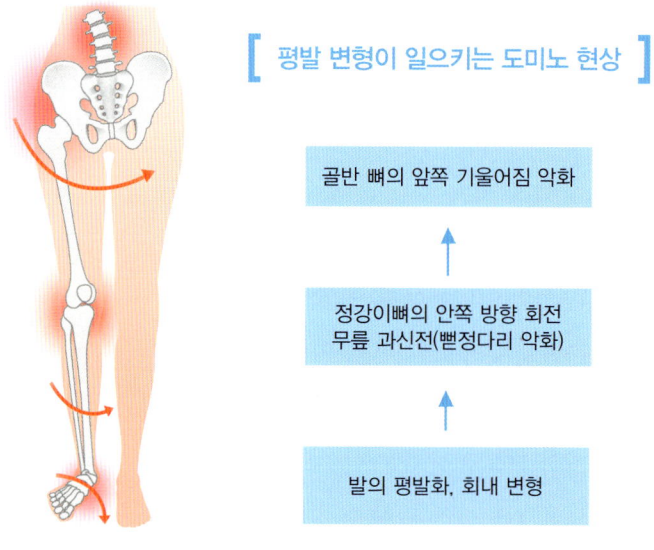

[평발 변형이 일으키는 도미노 현상]

골반 뼈의 앞쪽 기울어짐 악화
↑
정강이뼈의 안쪽 방향 회전
무릎 과신전(뻗정다리 악화)
↑
발의 평발화, 회내 변형

또 다른 문제는 이런 평발화가 우리 몸 전체에 미치는 영향이다. 평발화가 일어나면 발바닥이 엄지발가락 쪽 바닥으로 기울어지는 회내 변형 pronation도 함께 일어난다. 마치 도미노 현상처럼, 발바닥이 기울어지면서 정강이뼈도 안쪽으로 회전시키고, 이는 골반을 더욱 앞으로 기울어지게 만든다. 이처럼 발바닥에서 2~3도의 회전이 일어나면 보행 시에 골반은 앞으로 50% 이상 더욱 기울어진다. 이뿐만 아니라 평발화는 무릎 및 골반 통증을 악화시키는 원인이 된다. 발바닥에 통증이 있는 경우 의사들이 발 아치를 살펴보고, 때로는 맞춤 깔창을 처방하는 이유도 이러한 도미노 현상을 방지하기 위해서이다. 한편 다음과 같이 무릎에 문제가 생기기도 한다.

"무릎을 굽히거나 일어설 때 무릎 앞쪽이 너무 아파요."
"무릎이 자꾸 뒤로 빠지는 듯 뻗정다리로 걷게 돼요."

발과 함께 돌아간 정강이뼈는 무릎을 굽히는 상황에서 관절에 과한 부담을 주어 통증을 일으킨다. 또한 신체의 앞으로 무게중심이 이동함에 따라 균형을 맞추기 위해 무릎이 뒤로 젖혀지면서 뻗정다리가 된다. 결과적으로 호르몬의 변화 때문에 의해 늘어나는 인대와 관절, 체중의 증가, 자세 변화 등이 임신 중 무릎 통증의 원인이 된다.

이렇게 연속적으로 이어지는 발바닥과 무릎, 골반의 통증을 예방하기 위해서는 무조건 평평한 플랫슈즈가 아니라, 바닥이 발 아치를 적절히 받쳐줄 수 있는 신발을 고르도록 한다.

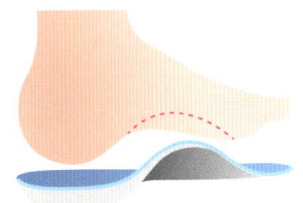

HELP! 여기저기 쥐가 나고 저려요

▍허벅지가 찌릿한 **넓적다리 감각이상증**

"팬티 아래 사타구니와 바깥쪽 허벅지가 찌릿하고 저려요."

"걸을 때 다리를 들어 올리면 허벅지 앞이 찌릿하고 아파요."

▶ 배가 나오고 허리가 앞으로 휘어짐에 따라 다리로 내려오는 신경이 팬티 라인이 있는 사타구니 쪽에서 눌러서 나타나는 증상입니다.
이는 임신 중 체중이 많이 늘어나거나 태아가 큰 경우, 허벅지 쪽이 꽉 끼는 옷을 자주 입고 오랫동안 허벅지를 몸통 쪽으로 구부리고 있었던 경우에 잘 생깁니다. 또는 분만 중에 분만 의자에서 다리를 구부린 채로 오래 있었거나, 출산 후에 아이를 골반 위에 걸쳐 올려 안고 다니면 생길 수 있습니다. 일반인보다 임산부에게서 12배나 많이 생기는 증상으로, 생활 속에서 항상 주의해야 합니다.
스키니 진이나 타이트한 레깅스처럼 허리나 허벅지가 조이는 옷을 오랫동안 입지 않아야 하며, 체중 증가에 유의하는 것이 좋습니다. 또 장시간 쪼그려 앉거나 낮은 의자에 앉지 않아야 하며, 실내 자전거도 지나치게 오래 타지 않도록 합니다. 골반 앞쪽 근육 스트레칭과 엉덩이 근력 키우기 동작이 도움이 됩니다.

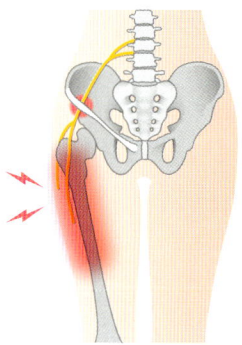

밤중의 불청객, **종아리 쥐**

"자다가 종아리가 갑자기 단단해지면서 쥐가 나요."

"밤마다 종아리가 터질 듯 아프면서 마비가 와서 잠자는 게 무서워요."

▶ 종아리 쥐는 종아리 뒤쪽의 근육인 비복근과 비복근의 아래쪽에 있는 근육인 가자미근(넙치근 또는 비근) 등의 수축 경련으로 생깁니다.
첫 번째 원인은 몸 앞으로 쏠린 무게중심을 버티기 위해 종아리 근육의 긴장도가 높아졌기 때문입니다.
두 번째 원인은 칼슘 부족입니다. 태아가 성장하기 위해 엄마로부터 칼슘을 가져가면서 임산부에게는 칼슘 부족 현상이 생기고, 이로 인해 근육 경련도 쉽게 일어납니다. 칼슘 외에 마그네슘이나 다른 전해질 부족을 원인으로 보는 연구도 있습니다.
세 번째 원인은 부종으로 인한 다리 신경의 압박과 산소 부족입니다. 자궁이 커지면서 배 속의 큰 혈관들을 누르게 되어 다리의 혈류가 심장으로 원활히 돌아가지 못하게 됩니다. 이로 인해 부종이 생기고 다리 신경이 압박되어 저림 증상이 생기기도 합니다. 또한 다리 신경에 산소가 잘 전달되지 못해 저림이 발생하기도 합니다.
이런 증상을 해결하기 위해서는 부족한 마그네슘, 칼슘, 전해질의 보충이 필요합니다. 마그네슘이 많이 함유된 음식으로는 잡곡, 콩, 말린 과일, 견과류, 각종 씨앗 등이 있습니다. 전해질 균형을 위해서는 과일, 시금치나 양배추 같은 녹색 채소, 칼륨이 많이 함유된 요거트, 바나나 등을 골고루 섭취하는 것이 좋습니다.
종아리 근육의 긴장을 줄이려면 허리가 앞으로 휘는 자세를 교정해야 하며 스트레칭과 다리의 큰 근육들을 움직여 림프 및 혈액 순환을 촉진하는 운동이 도움이 됩니다.

손이 저릿한 **손목터널증후군**

"밤만 되면 손가락부터 손목까지 저리고 아파요."

"손이 저리고 힘이 빠져 가끔 물건을 놓치기도 해요."

▶ 손목 아래에는 손목뼈와 인대로 만들어진 작은 터널을 통과해 손바닥으로 빠져나가는 신경이 지나갑니다. 손목터널증후군은 이 신경이 눌려 손가락까지 저리고 아픈 증상으로, 심할 때는 손목에서 어깨까지 저린 통증이 번지기도 합니다. 주로 손을 많이 쓰는 헤어디자이너, 요리사, 운동선수, 악기 연주자 같은 직업군에게 많이 생기는 질병입니다. 최근에는 컴퓨터와 스마트폰 사용이 늘어나면서 더욱 증가하는 추세입니다.

임신 중에는 몸속 수분이 늘어나면서 부종이 생기는데, 이로 인해 손목 터널 안의 압력이 높아져 신경이 눌리게 됩니다. 손가락에 부종이 있을 경우 손목터널증후군이 잘 생긴다는 연구도 있습니다.

임신으로 인한 손목터널증후군은 대부분 출산 후 호전되므로 크게 걱정할 필요는 없지만, 통증 때문에 힘들다면 관리가 필요합니다. 호르몬 변화에 따른 부종을 피하기는 어렵지만 식이요법, 운동, 자세 습관을 통해 그 정도를 조절할 수는 있으므로 생활 속에서 주의하는 것이 가장 중요합니다.

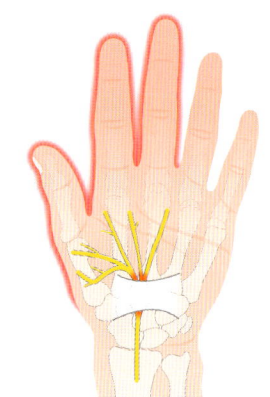

손목의 위치를 무리가 되지 않는 각도로 유지해주는 손목 보조기를 밤에 착용하는 방법도 있습니다. 2주 동안 보조기를 착용한 임산부의 80%가 증상이 완화되었다는 연구가 있을 정도로 효과적입니다.

4장

임신 중 운동으로 지키는 바른 생활 자세

4장

임신 중 운동으로 지키는 바른 생활 자세

기다리던 아기 소식을 접하고 나서 고민하게 되는 여러 문제 중에는 출산 후 어느 산후조리원을 가야 할까 하는 것도 있다. 힘들게 임신 기간을 보낸 만큼 산후조리를 잘해서 빨리 건강을 되찾아야겠다는 생각일 것이다. 그런데 임신 10개월 동안 일어난 몸의 변화가 과연 산후조리원에서 지내는 2주 동안 전부 회복될 수 있을까? 또 임신 기간 동안 따로 준비를 해야 하는 것은 없을까?

앞에서 설명했듯 임신 기간 동안 임산부의 몸은 머리끝부터 발끝까지, 변하지 않는 곳이 없을 정도로 많은 변화와 불편함을 겪는다. 그런데 임산부 대부분이 아기에게 해로울까 봐 겁이 나서 임신 중 통증을 느끼면서도 병원을 찾지 못하고 마사지 숍을 찾고 있는 것이 사실이다. 임신했으면 그 정도 불편함은 당연한 것 아니냐거나 낳으면 좋아질 텐데 유난스럽게 굴지 말라는 반응을 접하면 임산부 본인은 답답할 수밖에 없다.

어째서 병원이 임산부에게 이토록 무서운 곳이 되었을까? 아마도 병원은 질병에 대해 검사를 받고, 그에 따라 약이나 시술을 통한 치료를 받는 곳이라는 고정관념 때문일 것이다. 하지만 검사와 주사, 약물치료만이 병원 진료의 전부는 아니다. 모든 것이 조심스러울 수밖에 없는 임산부에게는 질병을 일으키는 원인이 되는 자세와 습관을 찾아내어 더 악화되는 것을 막고, 예상되는 다른 질병을 예방하는 것이 필요하다. 즉 단순히 증상을 치료하는 것이 아니라 원인을 진단하고 도움을 줄 의사가 필요하다.

산모의 요통에 관한 외국의 한 연구에서는 임신한 여성들에게 12주 동안의 재활 치료 프로그램을 통해 일상생활에서 바른 자세를 유지하도록 교육했더니, 임신 36주까지 요통을 예방할 수 있었다고 보고했다.

이처럼 호르몬과 체형 변화로 온몸이 약해진 임산부에게는 어떻게 서고 걷는지, 침대에서는 어떻게 일어서야 하는지 등 아주 기본적인 생활습관부터 관리가 필요하다. 또 산후에 통증 없이 빠르게 체형을 회복하려면 수백만 원이 드는 산후조리원의 서비스보다, 임신 기간 동안 스스로 자신의 몸을 지키는 것이 더욱 중요하다. 실제로 통증으로 임신요통 클리닉을 방문하는 임산부에게 생활습관 교육을 하면, 자세만 조금 주의하는 것만으로도 증상이 많이 호전되었다면서 기뻐하는 경우가 많다.

임신 중에는 물론 출산 후와 아빠에게까지 도움을 주는, 즉 누구에게나 좋은 바른 자세 만들기 동작을 알아보자.

앉아서 하는 코어 호흡법

아래 갈비뼈가 늘어나도록 숨을 들이마시고 복근을 이용해 숨을 내쉬는 동작. 코어 호흡법을 익히면 폐활량과 산소 공급량이 늘어나서 피로도를 줄여 순산에 도움이 된다. 또 늘어나고 뻣뻣한 흉곽과 복부를 수축시켜 S자 체형 회복 및 유지에도 놀라운 효과가 있다.

준비자세	바닥에 닿는 궁둥뼈(좌골) 위로 꼬리뼈부터 머리끝까지 척추를 차례차례 펴 최대한 길게 만든다.
들숨	코로 깊이 숨을 들이마셔 좌우 갈비뼈가 아코디언처럼 옆으로 벌어지게 한다. 이때 귀 아래에서 움직이는 느낌으로 살짝 턱을 당겨 목 뒤를 길게 편다.
날숨	숨을 내쉬면서 등 쪽으로 배꼽을 당겨 복근을 수축시킨다. 배에서 쥐어짠 바람이 입을 통해 나가도록 입술을 오므려 휘파람 불듯 숨을 내쉰다. 이때 엉덩이 – 흉곽 – 어깨 – 귀가 일직선이 되는지 거울로 체크해본다.
주의사항	고개를 숙이는 것이 아니라 턱을 살짝 아래로 당겨 뒷목을 편다. 좌우 쇄골이 나란히 넓게 펴지는 느낌으로 가슴을 펴고, 어깨나 목에는 힘이 들어가지 않게 한다.

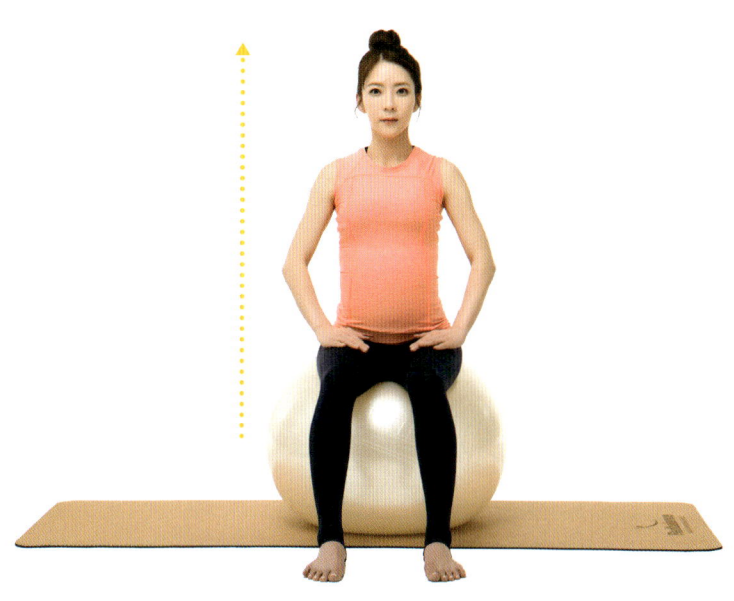

| 들숨 | 날숨 |

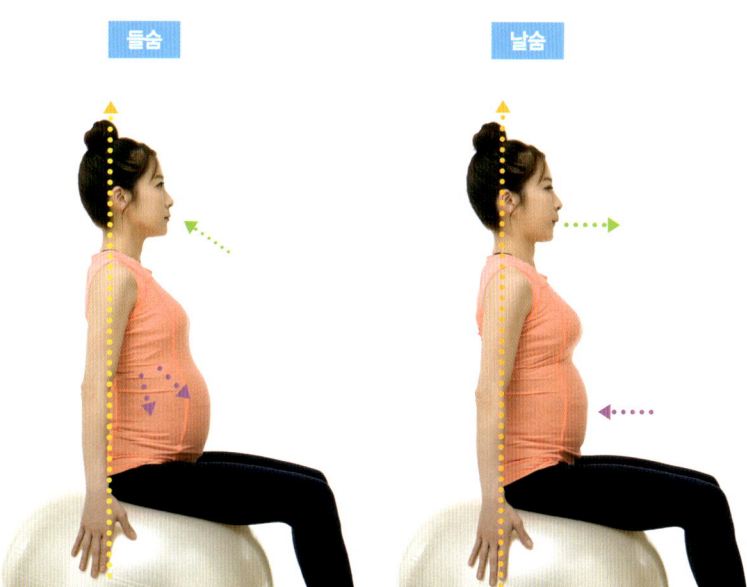

흔히들 하는 잘못된 호흡 자세

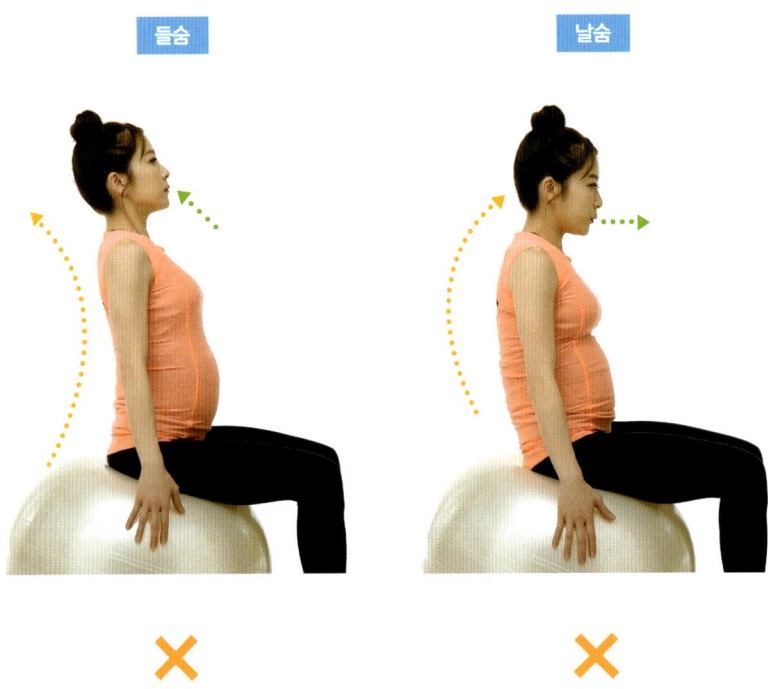

들숨	숨을 들이쉴 때 목에 힘을 무리하게 주면서 갈비뼈와 상체를 젖히거나
날숨	숨을 내쉴 때 복근을 사용하지 않고, 몸에 힘을 빼면서 상체(흉추)를 굽히면 안 된다.
주의사항	숨을 들이마시고 내쉬는 동안 척추를 굽히거나 젖히지 않고 같은 길이로 유지해야 한다.

호흡으로 만드는 바르게 앉기 자세

앞에서 연습한 호흡법과 함께 바르게 앉기 자세를 연습해보자.

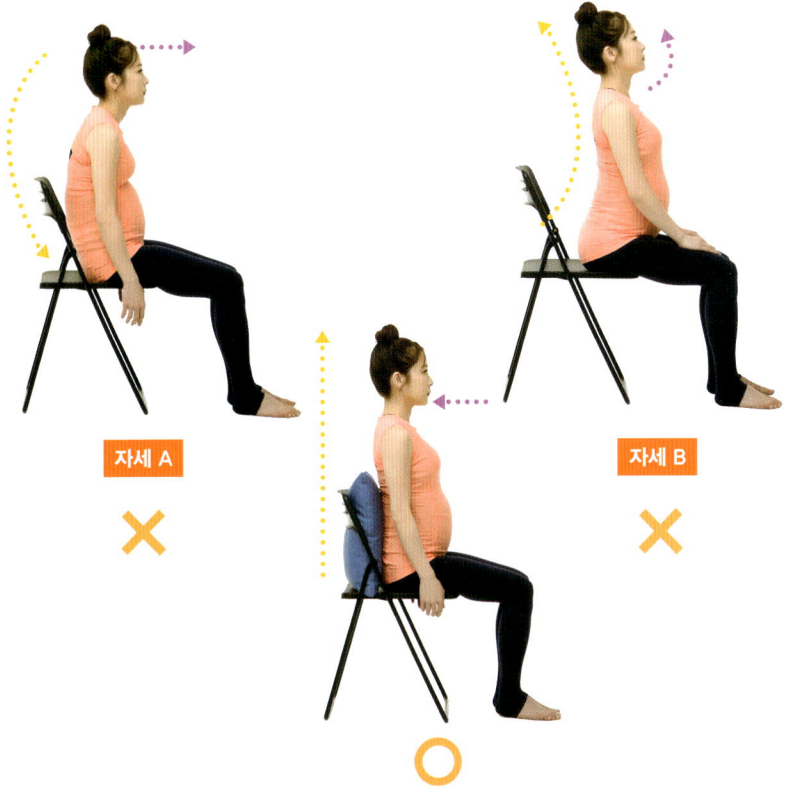

배가 나와서 불편하다고 의자에서 미끄러지듯 내려와 앉거나(자세 A), 궁둥이만 붙인 채 배와 가슴을 내밀고 앉으면(자세 B) 허리와 골반의 통증이 악화된다.
엉덩이를 등받이에 바짝 붙이고 허리 뒤는 쿠션으로 지지하여 숨을 들이쉬면서 척추를 길게 펴고 앉는다. 숨을 내쉴 때 등쪽 아래 갈비뼈가 의자등받이나 쿠션에 붙을 정도로 복근에 힘이 들어가야 한다. 옆에서 볼 때 허벅지와 몸통이 수직이 되고, 엉덩이 - 어깨 - 귀가 일직선을 이루어야 한다.

호흡으로 만드는 바르게 서기 자세

앞에서 설명한 호흡법을 통해 바르게 서기를 연습해보자.

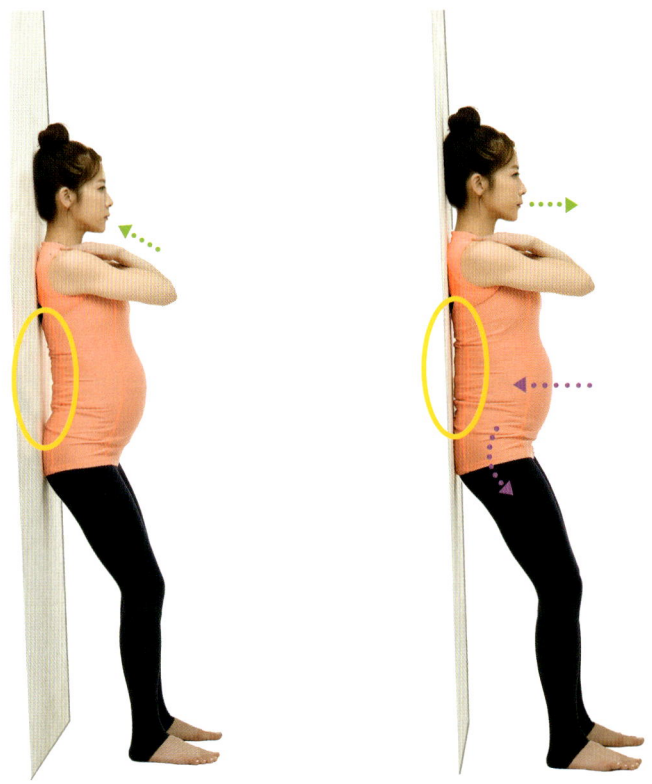

충분히 연습이 되었다면, 벽에서 바른 자세를 만든 후 그대로 걸어 나와 얼마나 그 자세를 유지할 수 있는지 체크해본다. 상체와 허리를 굽혀 구부정한 자세로 서거나(자세 A), 허리와 배를 내밀고 상체와 목을 젖힌 상태(자세 B)로 서지 않는다. 복근에 힘을 주어 일자로 만들어 척추를 최대한 길게 만든다. 옆에서 보면 무릎-엉덩이-허리-어깨-귀가 일직선이 되어야 한다. (자세 C)

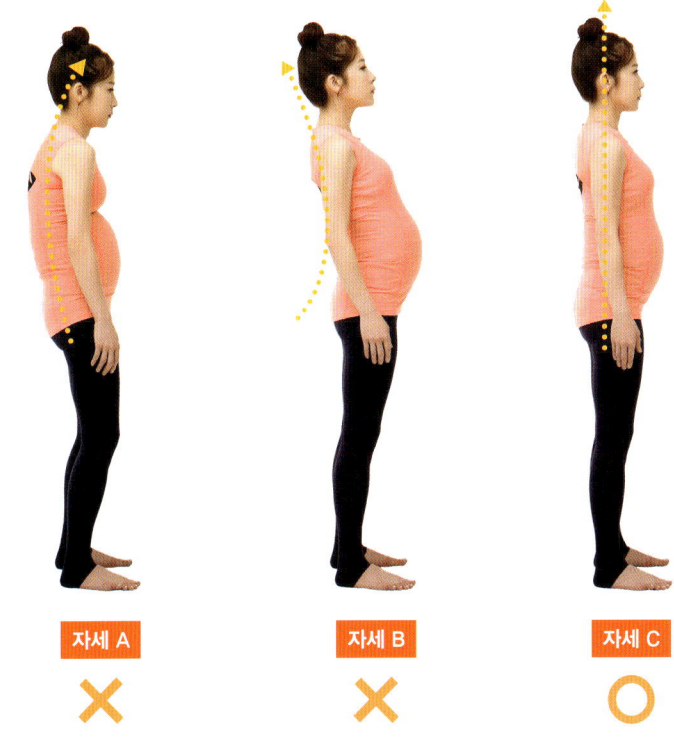

준비자세	엉덩이와 등, 머리를 벽에 붙이고 선다. 발은 벽에서 20cm가량 앞쪽에 둔다.
들숨	갈비뼈가 옆으로 벌어지도록 코로 숨을 들이쉰다. 이때 귀아래에서 움직이는 느낌으로 살짝 턱을 당겨 목 뒤를 길게 편다.
날숨	오므린 입으로 숨을 내쉬면서 배꼽을 당겨 복근을 수축시킨다. 이때 꼬리뼈를 1~2cm 정도 앞쪽 아래로 이동시키면서 갈비뼈와 뒤 허리를 벽에 붙인다.
주의사항	고개를 숙이지 말고 턱만 뒤쪽으로 당겨 벽에 뒤통수가 붙어 있어야 한다. 몸통을 구부려 허리를 벽에 붙이는 것이 아니라 척추를 길게 펴서 유지하면서 엉덩이와 허리, 등 쪽 갈비뼈, 어깨, 뒤통수가 벽에 닿아 있어야 한다. 어깨와 목은 힘을 빼고 좌우 쇄골을 넓게 유지해 가슴을 편다.

HELP! 골반과 꼬리뼈가 아파서 앉아 있기가 힘들어요

■ 앉으면 심해지는 **꼬리뼈 통증**

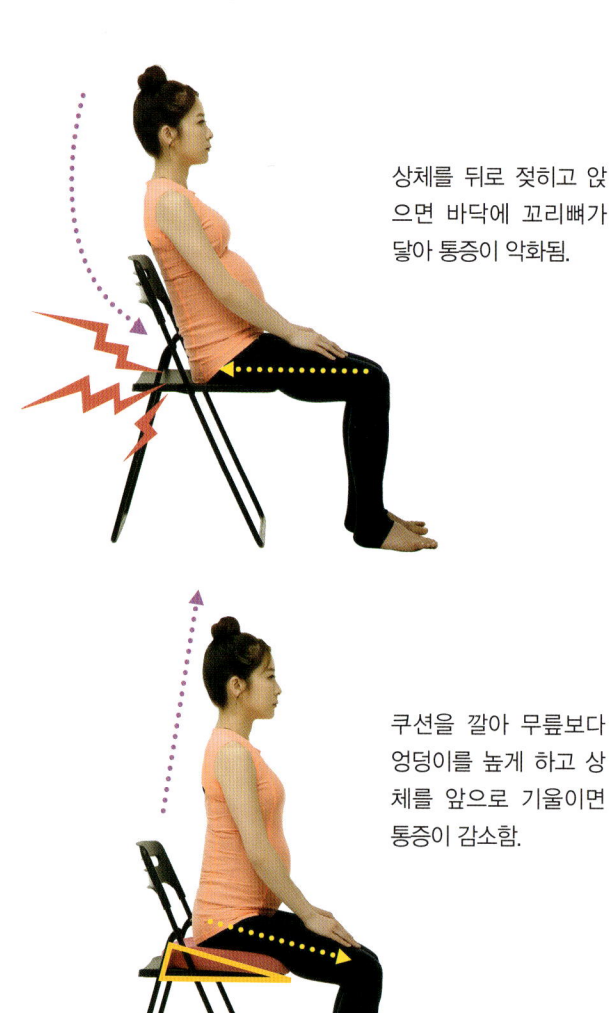

상체를 뒤로 젖히고 앉으면 바닥에 꼬리뼈가 닿아 통증이 악화됨.

쿠션을 깔아 무릎보다 엉덩이를 높게 하고 상체를 앞으로 기울이면 통증이 감소함.

▶ 꼬리뼈는 척추의 가장 끝부분으로, 골반의 기울기에 따라 앉는 자세에서 의자나 바닥과 맞닿을 수 있습니다. 특히 임신 중 체형 변화로 골반이 앞으로 많이 기울어진 상태라면 앉은 자세에서 꼬리뼈가 바닥에 닿아 자극되기 쉽습니다. 이때는 엉덩이 아래에 쿠션을 깔아 무릎보다 엉덩이를 높게 하고, 상체를 앞으로 기울여 꼬리뼈가 바닥에 닿지 않도록 하여 통증을 피할 수 있습니다. 물론 골반 운동을 통해 통증의 근본 원인인 체형 변형을 교정해주어야 합니다. 한편 변비가 있는 경우 꼬리뼈 통증이 악화될 수 있는데, 이때는 식이 조절 및 약 복용이 도움이 됩니다.

■ 잘못 앉아서 악화되는 **골반 통증**

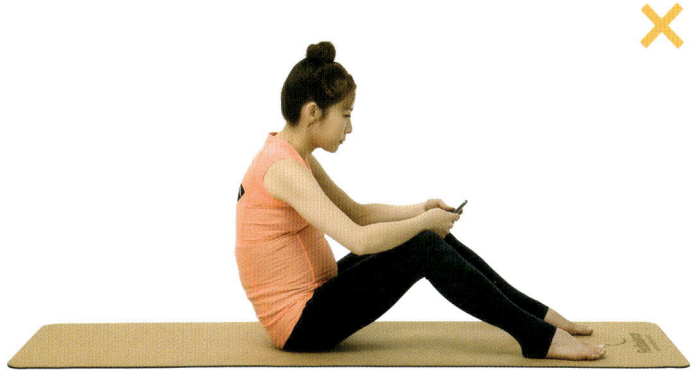

▶ 소파에 등을 기대고 바닥에 미끄러져 앉거나, 침대 헤드에 기대어 텔레비전이나 책을 보면 골반에 무게가 실리면서 벌어져 통증이 심해집니다. 바닥이나 빈백, 유아용 의자, 목욕탕 의자와 같이 높이가 낮은 의자에 앉는 것도 최대한 피해야 합니다.
앞에서 연습한 것처럼 엉덩이를 등받이에 붙여 앉고, 일어설 때는 엉덩이가 뒤로 빠지지 않게 허벅지와 복근을 사용해야 합니다.

복근과 다리 힘을 키우는 벽 슬라이드(wall - slide) 운동

앞에서 설명한 호흡법을 통해 바르게 서기를 연습해보자.

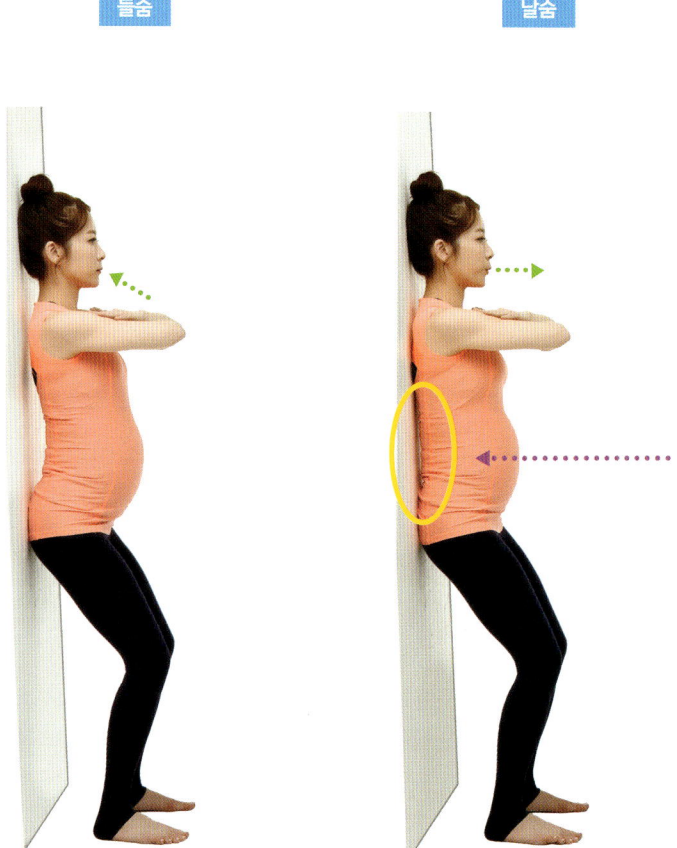

| 들숨 | 날숨 |

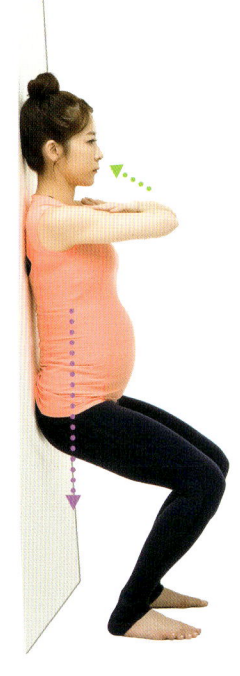 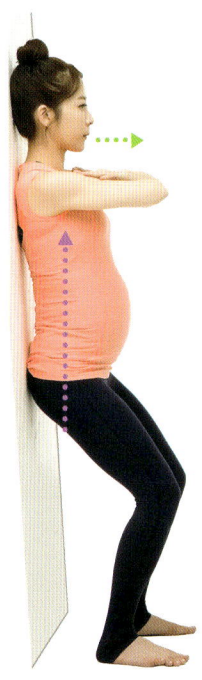

준비자세	벽에서 30㎝가량 앞에 발을 두고 벽에 등을 기대어 선다.
들숨	턱을 살짝 당겨 뒷목을 길게 편다.
날숨	배꼽을 등으로 잡아당겨 허리 뒤가 벽에 붙을 정도로 복근을 수축시킨다.
들숨	벽에 등을 붙인 채로 엉덩이가 무릎 높이까지 오도록 앉는다.
날숨	발바닥과 허벅지에 힘을 주면서 일어선다.
주의사항	내려가고 올라가는 동작 중에 복근을 사용하여 등이 최대한 벽에 붙어 있도록 유지한다. 내려갈 때 무릎이 발보다 안으로 모이거나 밖으로 나가지 않고 두 번째 발가락과 일직선을 유지하도록 한다.

다리 힘으로 의자에서 일어서기

앞에서 연습한 호흡법과 복근과 허벅지에 힘을 주는 방법으로 일어서기를 해보자. 하체 근력과 복근을 사용할 줄 알아야 무방비 상태로 벌어진 허리와 골반에 무리를 주지 않고 일어설 수 있으므로, 틈틈이 연습하여 근력을 키운다.

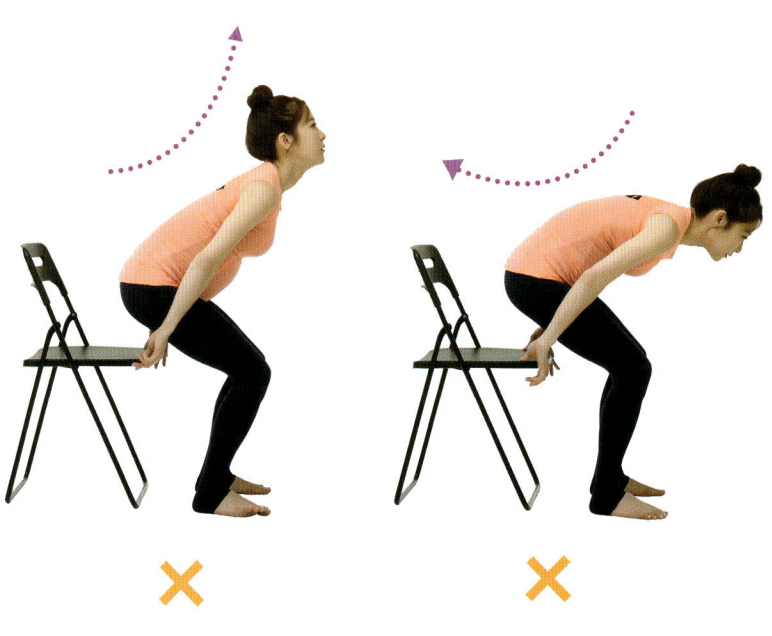

일어설 때는 머리를 지렛대처럼 밀어 일어서거나 또는
상체를 앞으로 기울이면서 엉덩이를 뒤로 빼지 않는다.

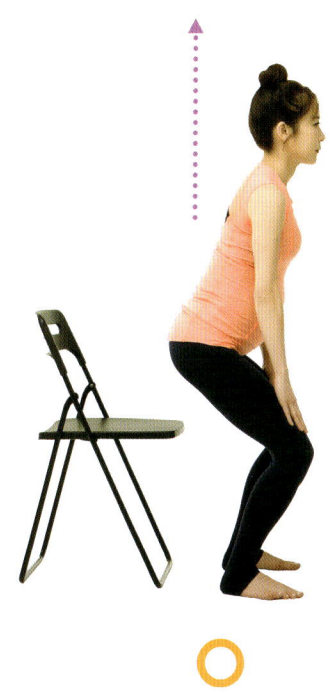

먼저 다리에 힘을 준 다음, 머리를 하늘로 향하게 하여
몸통이 가능한 한 수직이 되도록 일어난다.

준비자세	의자에 앉아 팔걸이 위에 팔을 둔다.
들숨	턱을 살짝 당겨 뒷목을 길게 편다.
날숨	배꼽을 등으로 잡아당겨 복근을 수축시킨다. 동시에 상체가 하늘로 향하게 발바닥으로 땅을 세게 밀면서 일어선다.
주의사항	손목 통증이 있다면 손목을 꺾은 채로 팔걸이를 밀지 말고 주먹으로 밀도록 한다.

다리 힘으로 바닥에서 물건 들어 올리기

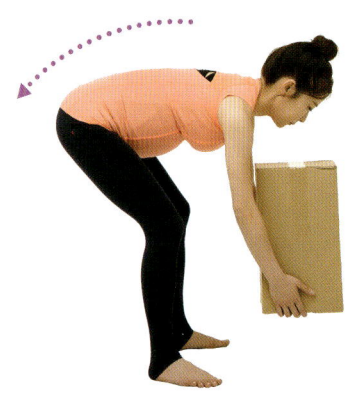
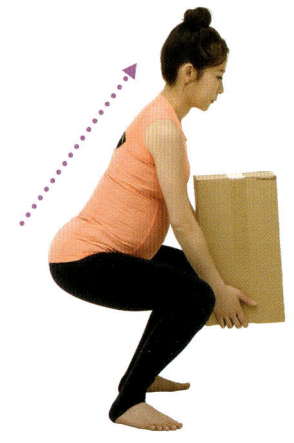

무릎을 펴고 허리를 둥글게 굽히면 허리 부상을 입게 된다.

스쿼트 동작처럼 먼저 엉덩이를 빼면서 무릎을 굽혀야 한다. 이때 허리는 뒤에 막대기를 댄 것처럼 일자로 세운다.

준비자세 물건에 가까이 발과 무릎을 두고 팔을 뻗어 물건을 잡는다.

들숨 엉덩이를 뒤로 빼고 무릎을 굽혀 배꼽과 허벅지가 가까워지게 한다.

날숨 복근을 수축시키면서 물건을 몸 가까이 붙여 다리에 힘을 주면서 머리가 하늘을 향하도록 일어선다.

주의사항 허리를 굽히는 것이 아니라 일자로 앞으로 기울여 배꼽 아래에서 신문이 접히는 것처럼 몸을 숙인다.

설거지·청소할 때도 허리 펴기

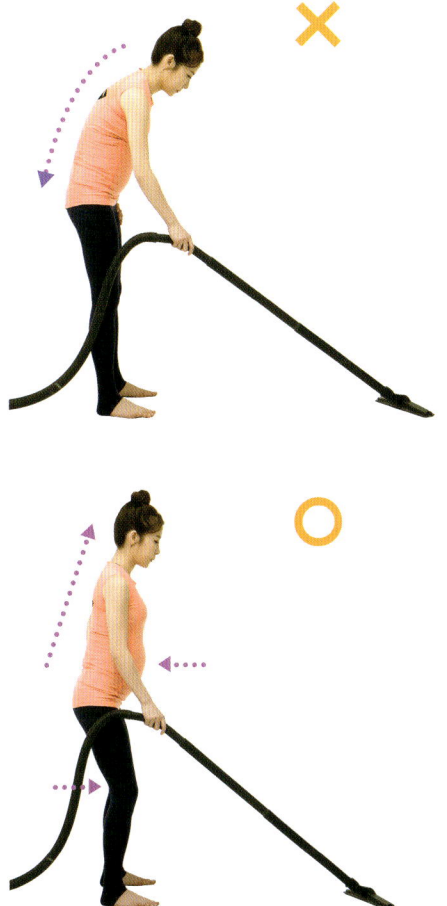
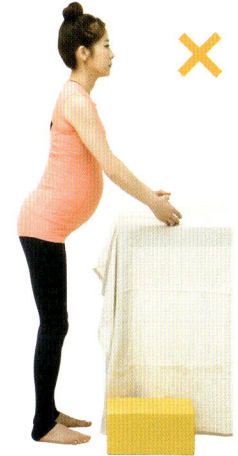
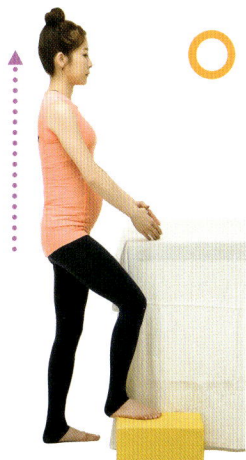

청소를 할 때:
허리를 굽히지 않는 것이 중요하다. 무릎을 굽히고 하체에 힘을 주어 허리가 곧게 펴지도록 한다.

설거지를 할 때:
싱크대 문을 열고 한쪽 다리를 넣으면 허리를 훨씬 쉽게 펼 수 있다.

무릎 조이기로 허벅지와 복근 강화하기

침대에서 돌아누울 때마다 허리와 골반 부위가 찢어지는 듯한 통증으로 겁이 난다면 아래 운동을 통해서 골반을 잡아주는 역할을 하는 허벅지와 복근을 사용하는 방법을 연습해보자.

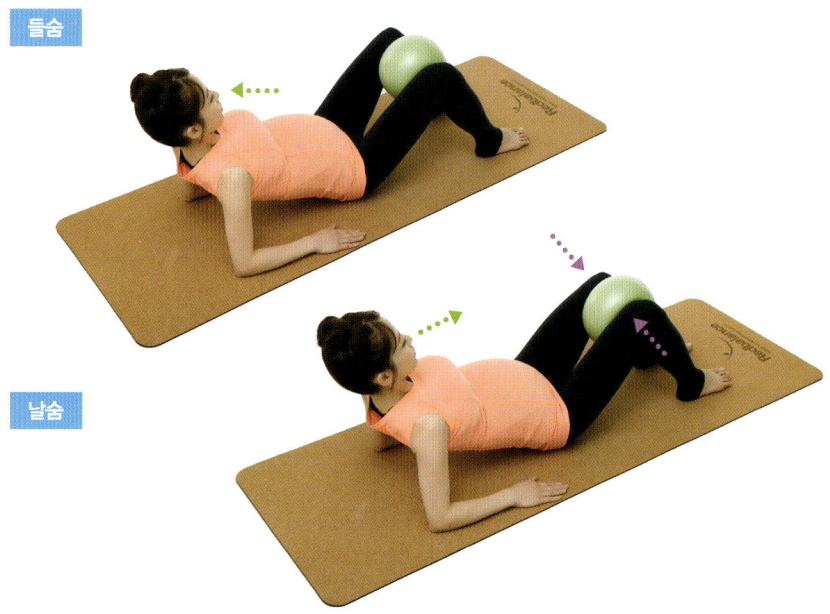

준비자세	상체는 들어 올리고 두 팔로 바닥을 받친다. 무릎을 세우고 무릎 사이에 공이나 베개를 끼운 뒤 발은 엉덩이 너비로 벌린다.
들숨	양쪽 갈비뼈가 벌어지도록 숨을 들이마시고
날숨	복근과 허벅지 안쪽에 힘을 주며 양쪽 무릎으로 공 또는 베개를 조인다.
주의사항	무릎을 조일 때 허리를 앞으로 내밀지 않는다.

허벅지 힘을 이용해 침대에서 돌아눕기

앞에서 연습한 무릎 조이기를 이용해 돌아눕기를 해보자.

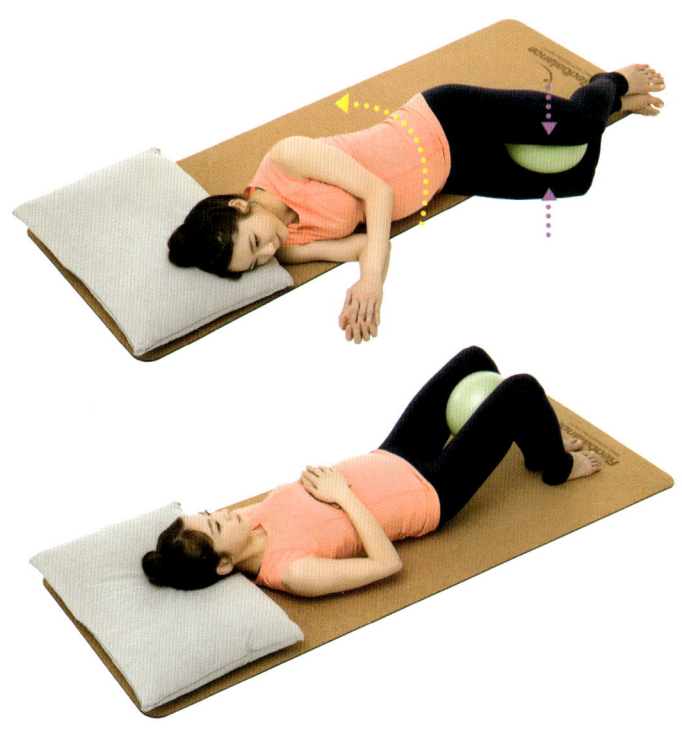

들숨 양 무릎 사이에 공이나 쿠션을 끼우고 옆으로 누워 팔을 가슴 앞으로 뻗고 무릎은 나란히 포갠다.

날숨 복부에 힘을 주고 양 무릎 사이를 꽉 조이면서 상하체를 한꺼번에 통나무 구르듯이 돈다.

주의사항 양 다리를 벌려서 돌거나 상체와 하체가 따로 돌게 되면 골반이 벌어지면서 통증이 심해질 수 있다.

목에 무리를 주지 않고 침대에서 눕고 일어나기

복부에 힘이 없으면 마치 아기들이 처음 머리를 가눌 때처럼 목과 어깨의 근육에 힘이 무리하게 실려서 다치기 쉬우므로, 평소에 복부 힘을 키우는 운동을 꾸준히 해야 한다.

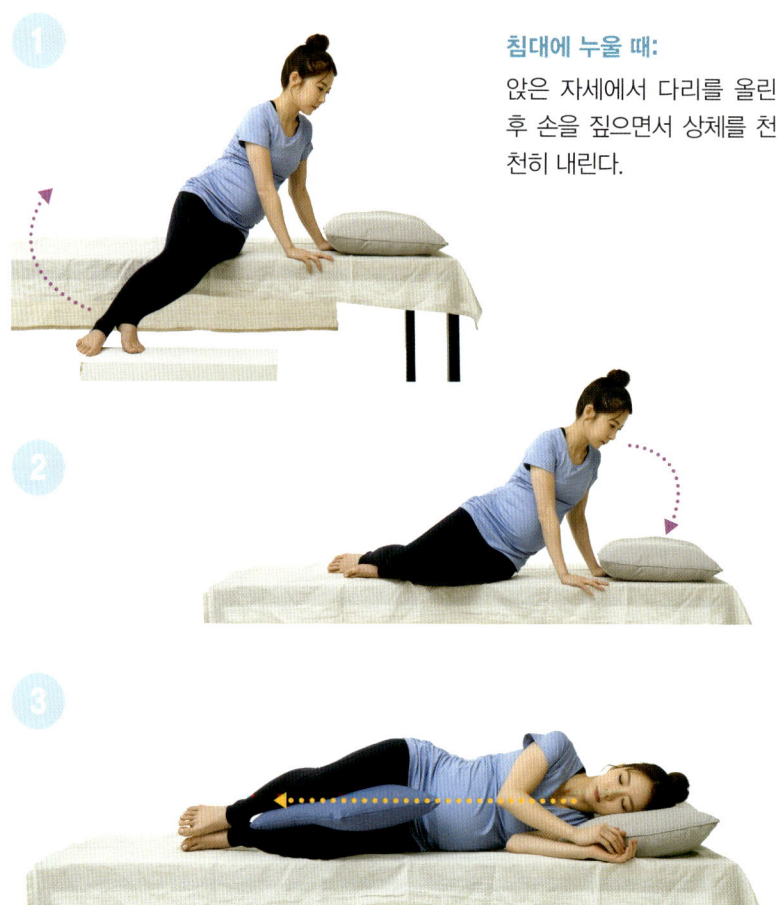

침대에 누울 때:
앉은 자세에서 다리를 올린 후 손을 짚으면서 상체를 천천히 내린다.

침대에서 일어설 때:

먼저 손을 짚고 상체를 세운 후 다리를 내린 다음 복부와 하체에 힘을 주면서 머리를 천장으로 향하여 일어선다.

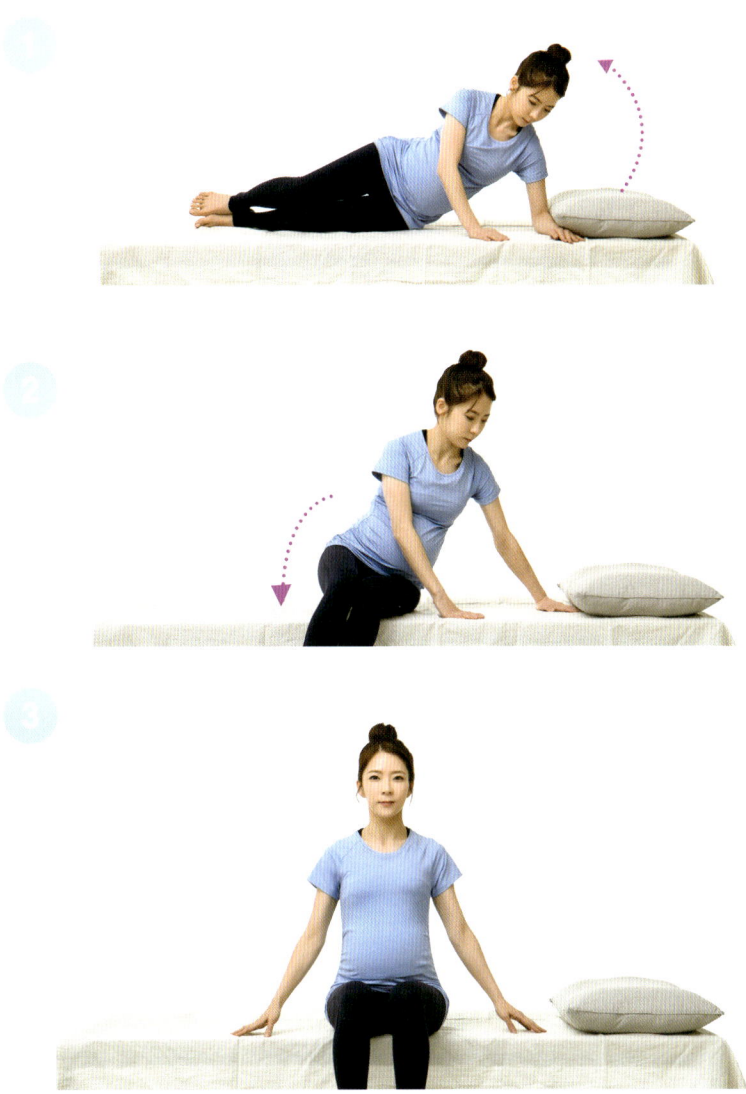

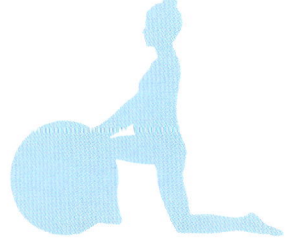

5장
임신 중 통증 관리와 운동에 관하여

5장

임신 중 통증 관리와 운동에 관하여

임신하면 원래 아프다?

"배는 불러오고 허리도 아픈데, 첫째 아이까지 잠을 설쳐서 밤마다 안아주고 달래느라 매일 밤이 두려워요. 이렇게 힘들 줄 알았다면 둘째를 가지지 말걸 그랬어요."

둘째를 임신한 엄마들은 아픈 몸을 이끌고 와 자주 눈시울을 붉힌다. 힘들어하는 아내 옆에서 어쩔 줄 모르고 함께 괴로워하는 남편도 많다. 축복받고 행복해야 하는 임신이 왜 이렇게 고통스러운 일이 되는 걸까?

둘째를 임신하면 첫 임신 때보다 임신 초기부터 호르몬의 영향을 높이 받고, 체형 변화도 일찍 일어난다. 나이도 많아진 데다 기저귀 갈기,

장난감 치우기, 책 읽어주기 등 첫아이 육아로 쉴 틈이 없으니 허리와 골반에 무리가 오게 되고, 온몸이 아플 수밖에 없다. 이런 상황에서 둘째를 임신한 경우, 그저 임신했으니 원래 아픈 거겠거니 하면서 통증을 참는 경우가 많다.

나는 몸이 아픈 임산부들에게, 적극적으로 가족에게 도움을 청하라고 이야기한다. 많은 엄마들이 직장생활과 집안일, 첫째 아이 육아까지 거의 전담하면서 힘든 일상을 보낸다. 그러다 둘째까지 생기면 그야말로 전쟁과도 같은 상황이 펼쳐진다. 이런 상황에서 엄마가 아프기 시작하면 정말 온 집안이 힘들어진다.

태교나 육아용품을 준비하는 것으로 임신과 출산 준비가 끝난다고 생각해서는 안 된다. 임신을 준비하는 가정이라면 엄마의 체형 변화에 따라서 집안일을 할 때 어떤 자세를 취할 것인지, 집안일과 첫째 아이의 육아 등은 어떻게 다시 분담하여 엄마의 부담을 줄일 수 있을지 등 환경의 변화까지 고민해야 한다.

임신하면 원래 아프다는 말은 틀렸다. 모든 산모가 아픈 것은 아니기 때문이다. 통증이 있다면 원인을 찾는 것이 중요하다. 만일 잘못된 취침 습관이나 육아 환경 때문이라면 습관과 환경을 바꿔야 하고, 약해진 근력이나 심한 체형 변화 때문이라면 통증을 치료하고 운동을 통해 교정해야 한다.

임산부들에게 설문 조사를 한 결과 대다수가 아플 때 주로 정보를 얻는 곳은 인터넷 검색을 통해서라고 답했다. 왜 병원을 찾지 않느냐는 질문에는 "아기에게 해가 될까 봐" 또는 "병원에 가도 할 수 있는 게 없을 것 같아서"라는 대답이 많았다. 그러나 병원에서 하는 치료가 주사와 약

처방뿐이라고 생각해서는 안 된다. 잘못된 생활습관을 진단하고 알맞은 운동을 처방하는 것도 치료의 일부이다. 실제로 생활습관 교정만으로도 통증이 상당히 호전된다. 임신했으니 병원 치료를 받을 수 없는 것이 아니라, 병원 치료에 대한 편견이 치료를 막는 것이다.

임산부도 적절한 검사가 필요하다

"며칠 전부터 한쪽 엉덩이 깊숙한 곳이 아파 도저히 걸을 수가 없어요. 앉았다가 일어설 때도 다리가 끊어져나가는 것 같아요."

증상을 듣고 골반 통증을 유발하는 동작을 시켜보면 어떤 환자들은 여느 임산부보다 더 관절이 굳어 있고 심한 통증을 느끼는 경우가 있다. 단순히 골반 관절이 늘어난 것이 아니라 근육 파열이나 골절까지도 의심되는 상황이다. 이럴 때는 엉덩이 관절 상태를 점검하기 위해 먼저 초음파 검사를 하고, 이상이 발견되지 않으면 골반 골절을 확인해보기 위해 MRI 검사를 해야 한다. 이런 상황이 되면 임산부와 가족들은 이 검사를 받아도 태아에게 문제가 없을까 하는 걱정이 드는 게 당연하다.

초음파 검사는 산부인과에서도 태아를 확인하는 검사이고, MRI는 X-ray, CT와는 달리 방사선을 이용하는 장치가 아니므로 초음파와 MRI는 산모에게도 안전하게 쓸 수 있는 검사 장비이다. 미국 산부인과 학회(ACOG)에서도 산모에게 안전하게 쓸 수 있는 장비로 초음파와 MRI를 권장한다. 엑스레이의 경우에는 자궁과 가까운 허리를 찍는다고 할 때

15~30번 이상 촬영해야 기형을 유발할 가능성이 있다고 한다.

물론 임산부의 검사는 꼭 필요한 때에만 이루어져야 한다. 하지만 필자가 진료한 임산부 중에는 골반 골절, 척추 골절, 척수 종양까지 발견하여, 수술까지 해야 했던 경우도 있었다. 이런 경우 무조건 참는다고 나아지지 않을 뿐만 아니라, 제대로 처치하지 않으면 자연분만은 고사하고 더 큰 합병증으로 고생하게 된다.

앞에서 이야기했던 임산부는 MRI 검사 결과 골반에서 스트레스 골절이 발견되었다. 넘어지거나 다친 적이 없는데 왜 골절이 생겼는지 가족들은 의아해했다. 하지만 이는 첫째의 임신과 출산, 수유기를 거치며 골밀도가 떨어지고 칼슘도 부족해지면서 골다공증이 진행되었기 때문이다. 그런데 충분한 회복 기간 없이 바로 둘째를 가진 데다가 육아와 살림까지 병행하다 보니 뼈에 금이 간 스트레스 골절이 일어난 것이다. 이런 경우에는 골반 골절의 정도에 따라 자연분만이 어려운 경우도 생긴다. 게다가 모유 수유 기간을 늘리면 그에 따라 골다공증 회복이 늦어지기도 한다. 그러므로 환자의 통증 조절을 위해서나 이에 따른 분만 방법을 결정하기 위해서도 산모의 통증은 적극적으로 검사하고 치료해야 한다.

임신 중에 물리치료를 받아도 될까?

병원을 방문하는 임산부에게 종종 듣는 질문이 바로 "임신했는데 물리치료를 받아도 되나요?"이다.

이 질문에 대답하기 전에 물리치료에 대해 잠깐 알아보자. 물리치료는 다른 말로 '열전기 치료'라고도 하는데, 대부분 아픈 부위에 열을 발생시켜 염증을 낮게 하고 혈류를 잘 흐르게 하여 통증 물질을 빨리 씻어 보내도록 하는 원리이다. 이렇게 열을 발생시키는 치료로는 핫 팩 찜질, 적외선 치료, 초음파 치료가 있다. 또 전기를 걸어 치료하는 간섭파 치료, 텐스(TENS, 경피적 전기신경자극) 치료, 레이저 치료 등도 있다.

이 중에서 핫 팩이나 아이스 팩 치료의 경우는 조직의 온도를 올리거나 내리는 깊이가 1~2㎝ 정도라서 배 바로 위가 아니면 신체 어느 부위에든 안전하게 적용할 수 있다. 하지만 초음파 치료는 좀 더 신체 깊숙한 곳에 열을 발생시키기 때문에 임산부는 복부나 골반, 허리 부위에는 사용하지 않는 것이 좋다.

마치 부항같이 생긴 고무 컵이나 패치를 여러 개 붙인 후 전기를 걸어서 하는 간섭파나 텐스 치료는 약한 전류를 사용하므로 임산부에게도 사용할 수 있다. 한의학에서 침을 놓는 특정 부위에 사용할 때 일부 자궁 수축을 일으킨다는 보고가 있지만, 이에 대해서는 광범위하게 연구된 바가 없어, 위험하다는 결론을 내리기에는 부족하다. 그러나 레이저 치료는 기형을 유발할 가능성이 있으므로 임산부가 사용해서는 안 된다.

결론적으로 집에서도 안전하게 사용할 수 있는 물리치료 기구는 핫 팩과 아이스 팩이며 배 위에 직접 사용하지만 않는다면 통증 부위에 꾸준히 사용해도 된다. 그러나 레이저 치료와 전기 치료는 피하도록 한다. 한편 임신 초기에 뜨거운 물에 들어가거나 사우나를 하는 것은 심부 온도를 높여 태아의 신경계에 기형을 유발할 가능성이 커지므로 피해야 한다.

임신 중에 약을 먹어도 될까?

숨을 쉴 때마다 옆구리가 너무 아파 밤새 잠을 자지 못한 정인 씨는 눈물 젖은 얼굴로 병원을 찾았다. 걱정되는 마음에 먼저 산부인과에서 검사를 받았지만 자궁 쪽에는 아무 이상이 없다고 했다. 임산부에게 옆구리 통증은 흔한 경우가 아니어서 혹시 콩팥에 돌이 생긴 건 아닐까 싶어 피 검사와 초음파 검사를 진행했다. 하지만 검사상 돌은 보이지 않았으므로 정인 씨는 물리치료를 받고 진통 수액을 맞은 뒤 타이레놀을 처방받아 집으로 돌아갔다.

그런데 밤중에 다시 통증이 악화되어 결국 응급차를 불러 인근 대학 병원으로 가게 되었다. 복부 MRI를 촬영한 후에야 콩팥에 돌이 있는 것을 발견하고 입원했지만 타이레놀만으로는 통증이 가라앉지 않았다. 응급실 의사는 통증이 너무 심하면 태아에게도 좋지 않다며 마약성 진통제를 권했다. 하지만 정인 씨는 태아에게 좋지 않을 거란 생각으로 눈물로 며칠을 그저 참으면서 견뎠다.

골절이나 심한 디스크 탈출증, 또 요로 결석과 같이 장기 내부에 문제가 생겨 일어나는 강한 통증은 타이레놀로는 해결되지 않는 경우가 많다. 그런 경우에는 임산부라 해도 모르핀과 같은 마약성 진통제를 쓸 수 있다.

임산부에게 마약을 사용한다고? 놀라는 사람도 많겠지만 마약성 진통제의 경우 급성 통증을 조절하기 위해 적은 용량으로 3일 정도까지는 복용할 수 있다. 다만 장기 복용의 경우는 태아 마약 중독의 위험이 있기 때문에 처방하지 않는다. 한편 부루펜 같은 비스테로이드성 소염 진통제

(NSAID)는 임신 말기 태아의 심장 혈관을 막히게 하여 조산할 위험이 있으므로 오히려 복용을 피해야 한다.

임신 중에 통증 주사를 맞아도 괜찮을까?

"피아노를 치려고 앉기만 하면 왼쪽 날개뼈 안쪽이 뻐근하게 아파요. 침을 맞아도, 마사지를 해도 점점 더 심해져 잠을 못 자겠어요."

"다리가 너무 저려 병원에 갔더니 디스크가 의심된다면서 꼬리뼈 주사를 맞으라고 하던데, 괜찮을까요?"

근육이 늘어나 생기는 등 통증, 디스크 파열처럼 신경이 눌리면서 오는 다리 저림, 손목 부종으로 인한 신경 눌림으로 생기는 손목터널증후군 등 임신 중에는 다양한 원인으로 통증이 발생한다.

임신 중에 주사를 맞는 것은 무조건 안 좋다고 생각하겠지만, 근육 통증이 주요 증상인 경우는 한의원에서 침을 맞듯 서양 의학에서도 뭉쳐 있는 통증 유발점에 약물 없이 바늘만을 사용하여 주사 치료를 하기도 한다.

한편 디스크나 신경 눌림 등으로 통증이 심할 때, 기형의 위험이 줄어드는 임신 3개월 이후부터는 국소마취제인 리도카인이나 스테로이드(덱사메타손) 주사제를 사용하기도 한다.

리도카인은 타이레놀과 같이 FDA가 분류한 임산부 안전 B등급에 속하는 약물이다. 이 약물은 임산부의 치과 치료나 봉합이 필요한 외상 등에 쓰이는 마취 약물로, 소량으로 정확한 진단 아래 쓴다면 안전하다.

스테로이드는 FDA 임산부 안전 등급 C로 태아에게 기형을 일으킨다는 위험 보고는 없는 등급이다. 먹는 약으로 복용할 때는 태아의 백내장 및 호르몬 생성 등에 영향을 미칠 수 있다고 되어 있으나, 연고나 척추 주사 치료 목적으로 사용할 때는 태아 위험도가 높아지지 않는다고 보고되어 있다. 또한 미숙아를 임신 중인 산모에게는 태아의 폐 성숙을 위해 주사하기도 하는 약물이다. 엄마의 부정맥이나 태아의 심장 박동에 영향을 준다는 보고는 있지만, 근육이나 신경 주위로 주사하는 경우 혈관 내로 직접 유입되는 확률은 낮다.

한편 침이나 주사 등으로 치료를 받는데도 나아지지 않고 반복적으로 근육이 뭉치거나 통증이 생긴다면 잘못된 생활습관 때문이 아닌지도 돌아봐야 한다.

왼쪽 목과 어깨에 계속 통증을 호소하는 환자가 있었다. 그 환자는 배가 불러오면서 왼쪽 어깨를 아래로 하여 옆으로 누워서 잤는데, 높은 베개가 좋지 않다는 말에 수건을 접어서 깔고 잤다고 한다. 이것이 문제였다. 너무 낮은 베개를 베면 목이 기울어져 척추와 근육이 과도하게 긴장하게 되기 때문이다.

임산부는 흔히 어깨가 말리면서 등 근육이 늘어나기 때문에 이렇게 일상생활에서 잘못된 자세를 취하면 다치기 쉽다. 이런 경우에는 자세 교정을 위한 운동을 하고, 베개를 높은 것으로 바꾸어야 한다.

산모 복대, 미리 하는 것이 좋을까?

"배가 나오기 전부터 복대를 차면 허리가 덜 아플까요?"

산모 교실에서 강의할 때 자주 들을 수 있는 질문이다.

척추 수술을 한 일반인에게는 보통 초반 한두 달 정도 복대를 사용하고 최대한 빨리 뺄 것을 권유한다. 그 이유는 복대에 의지해서 생활하다 보면 몸을 받쳐주는 자연 복대라 할 수 있는 등과 배의 근육이 약해지기 때문이다. 계속 복대에만 의지하면 나중에는 복대를 하지 않고는 움직이기 힘든 악순환에 빠지게 된다.

그러나 수술 환자의 경우와는 달리 임산부의 통증은 임신으로 척추와 골반의 관절이 늘어나면서 생기는 것이므로, 복대나 골반 벨트를 사용하여 허리에 안정감을 높이는 것이 도움이 된다. 또 복대를 사용하면 배를 받쳐주어 요추가 앞으로 휘는 증상을 줄이는 효과도 있다. 하지만 마찬가지로 복대에만 의지하면 근육이 약해져 통증이 더욱 심해질 수 있으므로, 걷거나 움직임이 많을 때만 잠깐씩 착용하고 그 외의 시간에는 몸통 근육을 강화해주는 운동을 규칙적으로 해야 한다.

통증이 없는 산모에게 임산부 복대가 예방의 효과가 있는지에 대한 연구 결과는 없지만, 복대보다는 운동을 꾸준히 하는 것이 통증 예방에 확실한 효과가 있다.

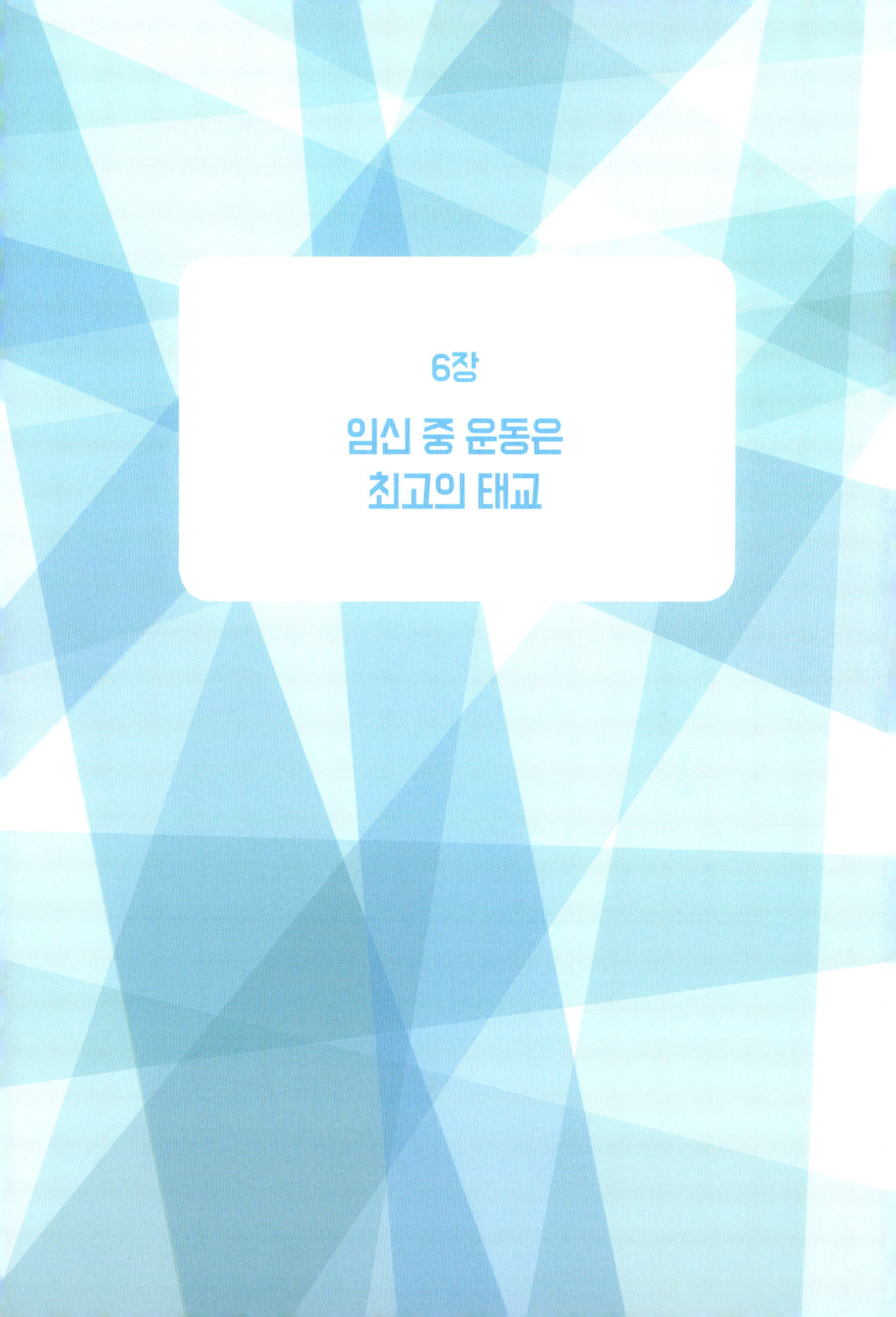

6장

임신 중 운동은 최고의 태교

6장

임신 중 운동은 최고의 태교

모든 사람에게 똑같이 좋은 운동은 없다

골반이 아파서 병원에 왔던 재희 씨는 출산 후 빨리 회복하여 복직하겠다는 생각으로 산전 요가 교실에 등록했다. 그런데 수업을 몇 번 들은 뒤부터 침대에서 돌아눕거나 소파에서 앉았다 일어설 때마다 골반 뒤쪽이 찢어지는 듯한 통증과 함께 다리 깊숙이 찌릿거리는 느낌이 들기 시작했다. 워낙 몸이 뻣뻣했으니 요가의 효과가 나타나는 건가 싶어 그대로 몇 차례 수업을 더 들었다. 그런데 이제는 동작을 하나 할 때마다 통증이 느껴져서 더욱 힘들었다. 강사에게 이야기하니 근육이 굳어서 그렇다며 더 집중하여 요가를 하면 풀릴 거라고 했다. 하지만 그다음 날 재희 씨는 침대에서 꼼짝도 못하고 구급차에 실려 병원으로 가게 되었다.

왜 무리하게 요가를 했는지 묻자, 산부인과 의사는 물론 주위로부터 요가를 해야 자연분만과 순산에 도움이 된다는 조언을 받았기 때문이라고 했다. 진료 후 재희 씨는 자신이 과한 요추전만증으로 임신 전부터 골반이 앞으로 많이 기울어져 있었던 상태였고, 요가 동작으로 골반 천장관절이 과도하게 늘어나면서 소위 '삔' 상태가 되었다는 것을 알게 되었다. 이런 경우에는 척추와 골반의 기울어짐을 교정하고 엉덩이와 허벅지 근육을 강화하는 운동을 해주어야 한다.

요가가 좋은 운동이라고 해서 모든 사람에게 똑같이 좋을 것이라고 생각해서는 안 된다. 산전 요가는 임신 전의 상태와는 많이 달라진 임산부의 체형 변화를 고려하여, 굳어진 부위를 이완시켜줄 수 있도록 주로 골반 주위의 근육 스트레칭 동작으로 구성된다. 하지만 스트레칭을 할 때 다소 근육이 당기는 느낌 이상으로 저리거나 찌릿한 느낌, 또는 날카로운 통증이 있다면 그 동작은 피해야 한다.

통증은 몸을 보호하기 위한 SOS 신호와 같다. 통증을 무시하고 운동하다가 무리하게 골반 관절이 늘어나면 더 큰 문제가 생길 수 있다.

문제 없이 순산을 하고 예쁜 아기를 만나기를 바라는 마음은 모든 예비 부모의 소망이다. 그래서 임신과 출산에 좋다는 각종 정보를 찾고 태교며 운동에도 관심을 기울이게 된다. 하지만 순산을 위해 실시한 운동이 도리어 척추와 골반에 무리를 준다면 어떨까?

운동에도 척추를 굽히는 동작과 펴는 동작 등 다양한 종류가 있다. 일반적으로는 모든 방향의 운동을 다양하게 하는 것이 좋지만, 통증이 있는 경우라면 전문가의 도움을 받아 자신의 몸에 맞는 동작을 해야 한다.

안전하게 시작하는 임신 중 운동

"골반이 너무 아픈데, 사실 임신 후에도 크로스핏을 계속하고 있어요. 운동을 안 하면 뭔가 불안하거든요."

임산부가 크로스핏을 한다고? 많은 이들이 놀라겠지만 나는 그 마음을 충분히 이해할 수 있다. 나 또한 운동을 꽤 좋아하는 편이라, 임신 기간 중에 운동을 잘 하지 못하고 사람들과의 소통도 줄어들면서 다소 우울하고 무기력했던 경험이 있기 때문이다. 운동을 규칙적으로 해오던 사람이라면 임신 소식을 접한 뒤 대부분 비슷한 상황을 겪었을 것이다. 특히 골프나 마라톤, 크로스핏과 같이 다소 활동적인 운동을 했다면 임신 중에는 어떻게 운동해야 하는지에 대해 더욱 정보를 얻기 어려웠을 것이다.

미국 산부인과 학회가 권하는 「임산부의 안전한 운동을 위한 지침」에 따르면 조산의 위험이나 빈혈, 경련 등이 있어 운동으로 부상을 입기 쉬운 상태가 아니라면, 운동을 하는 것이 오히려 임산부와 아기의 건강에 도움이 된다고 한다. 즉 태아와 임산부에게 진단받은 합병증이 없고 임산부가 건강한 상태라면, 대부분의 운동이 안전하며 원하는 운동을 시작할 수 있다. 임산부의 운동이 유산이나 저체중아 출산, 조산 등의 위험성을 증가시키지 않는다는 것이다. 하지만 운동을 하기에 앞서 어떤 종류의 운동을 어느 강도로 할 것인지에 대해서는 의료진과 상담하는 것이 좋다.

물론 임신 초기에는 평소에 하지 않던 무리한 운동이나 활동은 하지 않도록 주의해야 한다. 원래 운동을 하던 사람이라면 임신 전과 비슷한 강도로 운동을 유지하는 것이 가능하지만 축구, 하키, 승마와 같이 충격량이 큰 운동은 피한다.

꾸준히 할 수 있는 운동으로는 빠르게 걷기나 고정식 실내자전거가 적당하다. 만약 허리 통증으로 걷기가 힘들다면 수영(자유형, 배영)이나 수중 운동을 추천한다. 임산부 필라테스나 요가는 분만에 필요한 복부와 몸통의 근육을 강화하고 균형감각을 키울 수 있어 도움이 되지만, 같은 자세를 오래 유지하거나 장시간 누워서 하는 동작은 피해야 한다.

> **TIP 임신 중 운동을 주의해야 하는 경우**
>
> 검사를 통해 심장이나 폐의 질환, 빈혈과 같은 질병을 진단받았거나, 산부인과 의사가 조산의 위험이 있다고 진단한 경우는 절대 운동을 피해야 한다.
>
> - 임신 26주가 지난 전치태반 상태
> - 자궁 경부 무력증
> - 다태임신(쌍둥이 혹은 세쌍둥이 등)
> - 조기 진통 또는 양막 파열, 양수가 새는 경우
> - 임신성 고혈압 또는 임신중독증(전자간증)을 진단받은 경우
> - 심장 및 폐 질환을 진단받은 사람
>
> 이 외에도 심한 빈혈, 심한 비만 혹은 저체중(BMI 〈 12), 임신 전에 거의 누워만 지내는 등 활동량이 극히 적었던 경우, 조절되지 않는 간질, 고혈압 및 심한 흡연자는 상대적 금기증(禁忌症)으로 운동에 주의가 필요하다.

아이를 위한 최고의 태교, 운동

태아가 자라면서 예비 엄마의 준비물 리스트도 늘어나게 된다. 임신 중의 관리용품부터 기저귀나 분유 등 출산 후에 쓸 아기용품까지 챙기느라 예비 엄마는 하루에도 수십 번씩 인터넷 검색을 하기에 바쁘다. 또 태아의 정서와 두뇌 발달을 위해 클래식 음악이며 영어 동화 등을 찾아 듣기도 한다. 하지만 남다른 엄마의 태교법 중 으뜸을 꼽으라면 바로 운동이라 할 수 있다.

임산부 운동이라고 하면 산전 요가나 필라테스가 전부라고 생각하는 사람이 많다. 하지만 임신 중 운동의 목적이 순산을 위해 골반이 잘 벌어지도록 하거나 출산 후 날씬한 몸매를 지키기 위한 것만이 아니라, 아이의 평생 건강을 지키는 데 있다면 어떨까?

미국에서는 임산부 운동 지침을 만들었는데도 많은 임산부가 운동을 하지 않아서 과한 체중 증가가 일어나는 현상에 대해 조사한 적이 있었다. 그 결과 임산부가 운동하지 않는 이유는 바로 운동 관리에 대해 상담을 받을 기회가 없었고, 임신 중 운동은 위험하다는 잘못된 정보가 퍼져 있었기 때문이라는 것이 밝혀졌다. 임산부뿐만 아니라 의료인들조차 임산부의 운동에 관해서는 충분한 정보를 가지고 있지 않은 경우가 많았다. 이러한 인식과 상황은 우리나라도 크게 다르지 않다.

하지만 임신 중의 운동은 굉장한 힘을 가지고 있다. 먼저, 운동은 과도한 체중 증가를 예방한다. 임산부라고 해도 지나친 체중 증가는 당연한 것이 아니다. 정상 BMI 범위(18.5~25)에 속했던 산모라면 임신 말기까지 체중이 10~15kg 정도 증가하는 것이 적당하다. 만약 이보다 더 빨리, 또 많이 체중이 증가한다면 식습관을 점검하고 활동량도 체크해봐야 한다.

임신 중기 이후에는 매주 약 0.45kg 정도의 체중 증가가 적당하다. 과한 체중 증가는 미숙아 또는 거대아를 출산할 확률을 높여서 자연분만을 어렵게 하거나 출산 후 모유 수유를 어렵게 만들기도 한다. 그뿐만 아니라 태어난 아기가 자라면서 소아 비만이 되거나 소아 성인병 등 만성 질환에 걸리는 확률도 높아진다. 따라서 엄마의 체중 관리와 운동은 아이에게 줄 수 있는 최고의 태교가 아닐 수 없다.

임신했다고 해서 음식 섭취량은 늘리면서 움직이지 않으면 임신성 당뇨 및 임신중독증의 위험성이 커질 뿐만 아니라 산후 비만으로 연결된다. 실제 연구에 따르면, 임신 기간에 20kg 이상 체중이 늘어난 산모의 경우 산후 6개월이 지나도 과체중 또는 비만 단계에 머물며 체중을 회복하지 못하는 경우가 25%나 되었다. 또한 출산 후에도 여러 가지 만성 질환, 특히 심혈관계 및 당뇨병의 발병률이 높아진다.

조산의 위험이 있는 고위험산모군에 속하지 않는다면 일주일에 두세 번이라도 30분 정도씩, 약간 숨이 찰 정도의 규칙적인 걷기와 같은 유산소운동과 근력을 키울 수 있는 요가·필라테스 동작을 병행해주는 것이 좋다. 규칙적인 운동은 변비 증상에도 도움이 되며 전반적으로 임산부의 근력과 심혈관 건강을 향상시켜 자연분만의 가능성을 높여준다.

TIP 잘 먹는 것과 많이 먹는 것은 다르다

흔히 임신하면 태아를 위해 임신 전보다 음식을 두 배는 먹어야 한다고 생각하는데, 이는 잘못된 생각이다.

일반적으로 성인 여성 1인의 하루 기초대사량은 1200㎉ 내외, 권장 열량은 2000㎉ 정도이며 임신 시 추가로 필요한 열량은 300㎉이다. 이는 아몬드 반 컵, 크림치즈를 바른 베이글 한 개, 쌀밥 한 공기 정도에 해당하므로 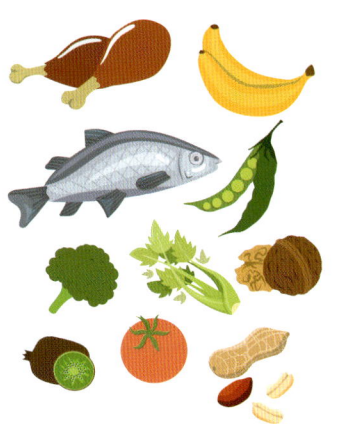 매끼 식사마다 두 공기씩 밥을 먹는다면 하루 900㎉를 초과해버리는 셈이다.

그렇다고 임신 중에도 열량 섭취를 줄이고 다이어트를 하라는 것은 아니다. 맛있는 음식을 먹고 싶은 만큼 무조건 많이 먹는 것이 아니라, 영양이 풍부한 좋은 음식을 먹어야 한다는 것이다.

임산부에게 특히 필요한 영양소는 단백질과 칼슘, 철분과 비타민으로 주로 고기, 생선, 달걀, 유제품, 콩, 과일, 견과류, 채소류에 많이 들어 있다. 따라서 채소를 충분히 섭취하고 짜지 않은 생선, 콩, 두부, 튀기거나 양념을 하지 않은 고기와 같이 단백질 위주의 균형 잡힌 식사를 해야 한다.

입맛이 당긴다고 해서 삼겹살, 짜장면, 피자와 같은 특별식을 매일 먹는 것은 좋지 않다. 또 간식으로 주로 먹는 빵, 쿠키, 떡과 같은 탄수화물은 되도록 피하고 요거트와 과일, 견과류 등을 간식으로 섭취하는 것이 좋다.

운동, 어느 정도가 적당할까?

"임신 중 운동은 어느 정도로 해야 효과가 있을까요?" 하고 물으면 대부분의 사람이 입을 모아 똑같이, "무리가 되지 않을 정도로 가볍게"라고 대답한다. 하지만 개인마다 무리가 되는 정도가 모두 다른데, 대체 어느 정도가 '가벼운 운동'인 걸까? 아마도 이런 애매함이 임산부의 운동은 위험하다는 편견을 지속시키는 것은 아닐까.

일반적으로 임산부에게 추천하는 것은 매주 적어도 중간 강도의 유산소운동을 150분 이상 하는 것이다. 즉 매일 30분씩 5일 정도가 바람직하며, 새로운 운동을 배우고 시작할 때는 매일 5분씩 시간을 늘려가면서 30분까지 운동하는 것이 좋다.

간혹 임산부 운동 센터에서 심장박동수를 측정해서 강도를 정하는 경우가 있다. 그러나 임산부는 힘든 운동을 하더라도 심박수가 높아지는 반응이 다소 둔해지므로, 심박수만을 지표로 삼는 것은 적절하지 않다. 따라서 심박수보다는 '주관적 운동 강도(RPE)'를 기준으로 사용하는데, RPE 12~14단계인 '약간 힘든 정도'가 임산부 운동에 추천되는 중간 강도라고 할 수 있다.

한편 생활 속에서 편리하게 적용할 수 있는 지표로는 'Talk test'라는 것이 있는데, 이는 약간 땀이 나고 심장박동이 빨라지지만 대화는 자연스레 이어나갈 수 있으면서, 노래는 부르지 못하는 정도를 말한다.

만약 임신 전에도 수영, 마라톤, 웨이트트레이닝 등의 운동을 활발히 했던 사람이라면 임신 후에도 똑같이 운동을 지속할 수 있다. 하지만 착상이 일어나는 임신 초기에는 마라톤이나 웨이트트레이닝과 같이 충격이 전해지는 운동보다는 실내자전거나 걷기, 수영처럼 팔과 다리의 큰 근육들을 리듬감 있게 움직이는 운동을 추천한다. 복싱, 농구, 축구, 아이스하키처럼 복부에 충격이 전해지거나 갑자기 방향을 바꾸는 운동은 골반과 척추에 무리가 되므로 피해야 한다. 또한 이전에 유산이나 조산 경험이 있는 경우, 그리고 앞서 말한 운동의 금기증에 해당하는 경우는 의사와의 상담이 필요하며, 만약 체중이 감소한다면 음식 섭취 횟수와 칼로리를 늘려야 한다.

최근 홈트레이닝이라고 해서 집에서 인터넷이나 TV를 보면서 운동을 따라 하는 경우도 많은데, 케틀벨이나 덤벨과 같이 무게 있는 기구를 어깨 위로 들어 올리는 운동은 피해야 한다.

달라진 몸, 운동 준비도 달라야 한다

최근 운동에 대한 관심이 높아지고 예쁜 요가복이나 필라테스복 시장이 성장하다 보니 자연스레 임산부의 운동복도 많이 팔린다고 한다. 그렇다면 임산부에게 적당한 운동복은 어떤 것일까?

단순히 배 부분만 감싸주면서 몸에 달라붙어 날씬해 보이는 옷은 좋은 운동복이 될 수 없다. 임신 초기에는 체온 상승에 주의해야 하므로 너무 붙거나 끼는 옷보다는 환기가 잘 되는 느슨한 운동복을 입도록 한다. 또한 커진 가슴을 지지해주는 쿠퍼 인대가 늘어나버리면 출산 후 가슴 처짐이 생기므로 브라 캡이 달린 옷보다는 스포츠 브라를 착용하는 것이 좋다.

너무 덥거나 습한 공간보다는 에어컨디셔너나 공기 청정기가 있어 온도 조절과 환기가 잘 되는 공간에서 운동하는 것이 좋다. 앞에서도 이야기했지만 임신 초기에 핫 요가, 사우나 등은 심부 온도를 상승시켜 태아의 신경계 기형을 유발할 수 있으므로 피해야 한다.

주의할 것은 한 자세로 오래 서 있거나, 1분 이상 누워 있지 않는 것이다. 요가의 명상 자세처럼 한 자세로 오래 서 있으면 다리에 피가 몰리고, 누워 있는 경우에는 자궁이 대정맥을 누르게 되어, 두 경우 모두 심장으로 혈액이 돌아오는 것을 방해하여 혈압이 떨어질 수 있다.

운동 전후와 중간에는 자주 물을 마시도록 한다. 운동 중 어지러움, 소변량이 적거나 짙어지는 것, 심장박동수의 증가 등은 탈수 증상이므로 주의한다. 임산부가 운동하는 공간에는 저혈당과 탈수를 막기 위해 반드시 간식과 물이 있어야 한다.

마지막으로 몸의 변화를 인지하는 것이 중요하다.

임신 중에는 호르몬의 영향으로 관절을 보호하는 인대도 느슨해지므로 부상의 위험이 커진다. 특히 테니스처럼 강한 충격이 오거나 갑자기 움직임을 바꾸는 동작은 관절에 부상을 일으킬 수 있다.

이 시기에는 임신 전보다 균형감각도 떨어지게 된다. 태아가 성장하고 배가 불러오면서 무게중심이 앞쪽으로 이동하고, 골반과 허리에 부담이 커져 넘어지기 쉬워지므로 주의가 필요하다. 운동 중 넘어지는 것이 임산부 운동 중 사고의 64%를 차지할 만큼 흔하므로 넘어짐, 즉 낙상을 조심해야 하며 낙상의 위험이 있는 서핑, 사이클, 체조, 승마, 줄넘기 같은 운동을 할 때에는 주의가 필요하다.

임신 중에는 호흡도 짧아진다. 임신을 하면 운동 중 산소요구량이 늘어나는데, 자궁이 횡격막을 위로 누르며 폐까지 압박하니 호흡이 힘들어질 수밖에 없다. 높은 강도의 운동을 하거나 임산부가 과체중일 경우에는 호흡이 더욱 가빠지게 된다. 이런 종합적인 변화들이 운동 중 임산부의 부상 가능성을 높일 수 있으므로, 몸의 변화를 잘 이해하고 자신에게 알맞은 운동을 해야 한다.

> **TIP** 운동을 중단해야 하는 경우
>
> 조산의 징조인 질 출혈이 있거나 양수가 새는 경우, 통증을 동반한 규칙적인 아랫배 수축이 있을 때는 반드시 산부인과를 찾아 상담해야 한다. 또 어지러움을 느끼거나 머리가 아프고 가슴 부위가 죄어드는 등 통증이 있을 때는 운동을 멈추고 쉬어야 한다. 운동을 시작하기 전부터 호흡 곤란이 있다면 운동을 하지 말아야 한다.

7장

임신 중 통증별 운동 치료

7장

임신 중 통증별 운동 치료

다음에 소개하는 운동들은 임신 중 통증이 잘 생기는 부위의 회복에 초점을 두고 구성한 운동이다. 해당 근육을 제대로 사용하지 못하면 단순한 체조 동작에 그칠 수 있고 통증 감소 효과가 줄어들게 된다.

먼저 동작에 앞서 반드시 운동법 설명을 읽고 특히 주의사항에 집중하여 실행한다. 모든 동작은 호흡과 함께 이루어져야 하며, 보통 들이쉬는 숨에 준비, 내쉬는 숨에 복근을 먼저 수축한 상태로 동작을 하게 된다.

■ 운동 시 주의사항

1. 14주부터는 누워서 운동하지 않는다. 앉기, 엎드리기, 옆으로 눕기 자세를 권장한다.
2. 머리 위로 10㎏ 이상의 무거운 물건을 들고 운동하지 않는다.
3. 치골 통증을 예방하기 위해서는 양쪽 허벅지를 무리하게 벌려 스트레칭하지 않는다.
4. 균형감각을 잃기 쉬우므로 넘어지지 않도록 항상 주의한다.

■ 준비물

65㎝ 짐볼(키가 155㎝ 이하인 경우는 55㎝ 짐볼 사용. 짐볼이 없다면 접은 이불을 쌓아올려 사용해도 된다. 짐볼에 기대는 동작의 경우, 굴러가지 않도록 짐볼을 벽에 붙여 사용한다), 운동용 밴드(2단계), 매트

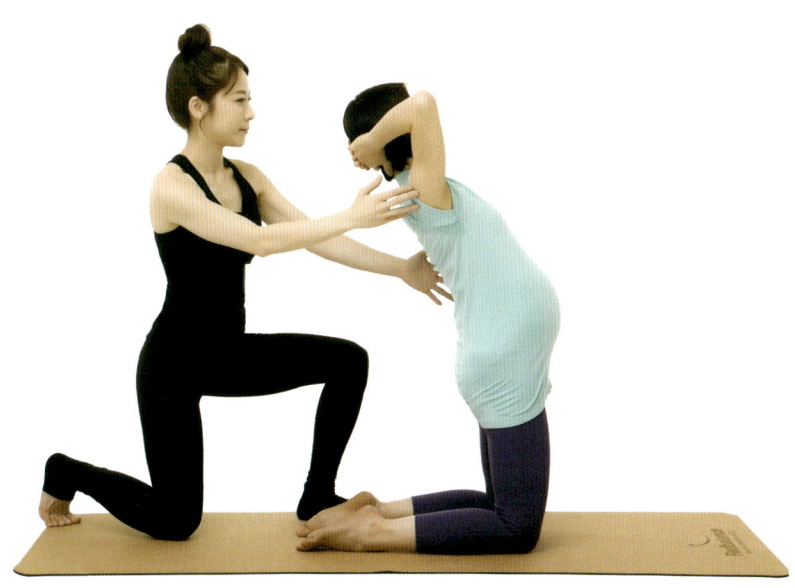

호흡법

순산의 지름길, 골반 호흡법

임신 10개월 동안 커진 자궁을 받치는 골반 바닥 근육은 아래로 처지고 늘어지게 된다. 이 운동은 호흡을 하며 골반 바닥 근육을 강화하는 운동이다. 요실금 및 골반 틀어짐, 통증 예방에 효과가 있다.

준비자세 앉을 때 바닥에 닿는 궁둥뼈 아래에 손바닥을 넣고, 짐볼 또는 의자에 앉는다.

들숨 좌우 갈비뼈가 아코디언처럼 옆으로 벌어지도록 코로 깊게 숨을 들이마신다.

날숨 좌우 엉덩이뼈가 가까워지는 느낌으로 골반 아래 근육을 끌어 올린다. 골반부터 가슴 쪽으로 지퍼를 올리듯이 복근을 수축시켜 배를 납작하게 만든다.

들이쉬는 숨에 준비, 내쉬는 숨에 골반과 복근 수축을 5초 가량 유지하여 5회 반복.

주의사항 마치 소변을 참을 때처럼 골반 근육을 수축시켜 짐볼에서 몸이 살짝 떠오르는 느낌이 들도록 한다.

[옆에서 본 자세]

들숨 날숨

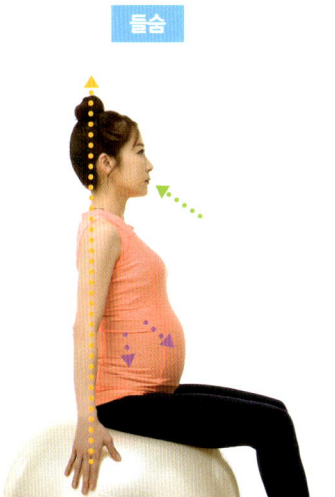 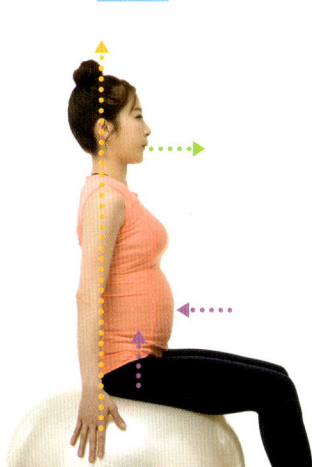

[정면에서 본 자세]

들숨 날숨

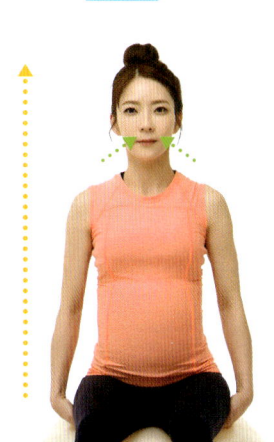 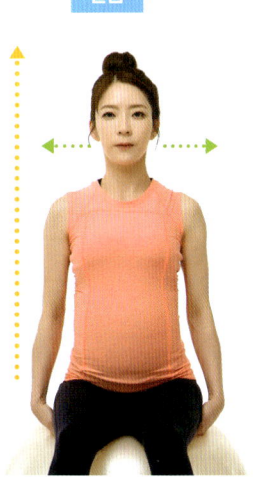

허리 · 꼬리뼈 통증

뒤허리 늘리기

앞으로 휜 허리와 골반을 제 위치로 교정하기 위해서 잠들어 있던 복근을 깨우는 운동이다. 허리 통증의 예방과 치료는 물론, 체형 교정에 가장 중요한 운동이다.

준비자세 척추를 길게 펴고 허리를 세워 앉는다.

들숨 좌우 갈비뼈가 아코디언처럼 옆으로 벌어지도록 코로 깊게 숨을 들이마신다.

날숨 꼬리뼈가 살짝 앞쪽으로 말리면서 배꼽이 등 쪽으로 가까워지도록 복근을 수축시킨다. 이때 앞으로 휜 허리가 살짝 굽혀지면서 직선으로 길어진다.

들이쉬는 숨에 준비, 내쉬는 숨에 허리를 길게 만들어 5초가량 유지한다. 5회 반복.

주의사항 골반을 뒤로 젖히거나 상체를 굽혀 허리를 길게 만드는 것이 아니라 복근의 힘으로 밀어주어 허리가 길게 펴지도록 해야 한다.

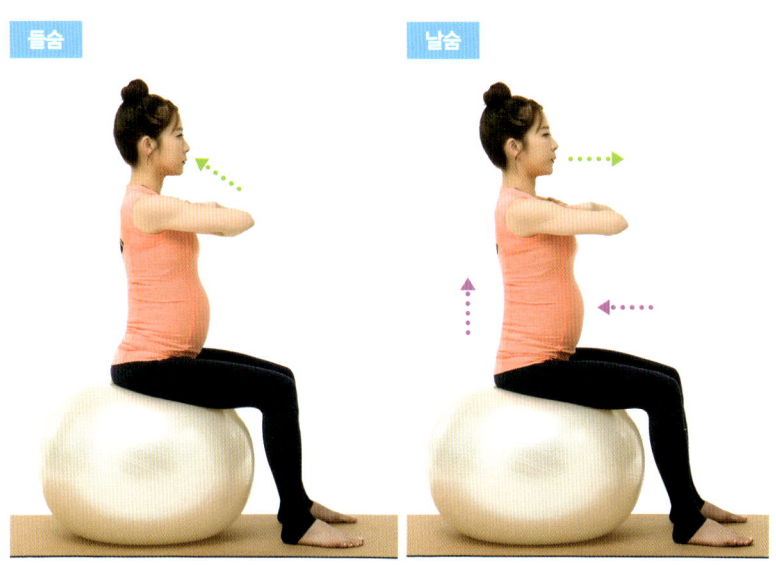

들숨　　　날숨

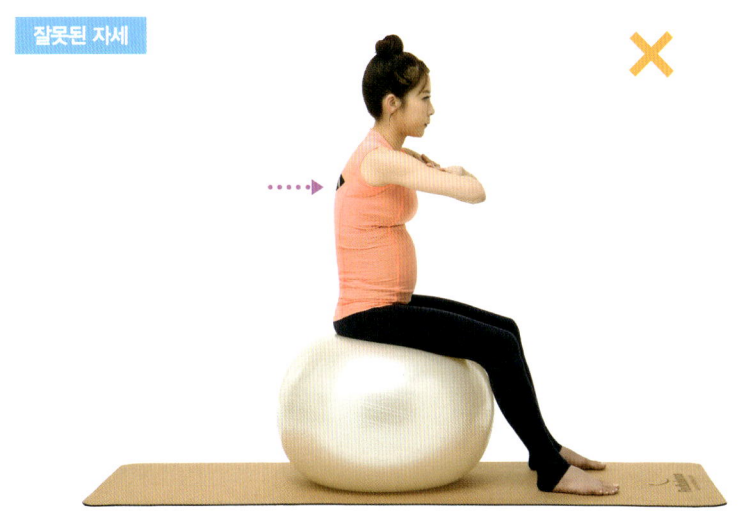

잘못된 자세　✗

허리 · 꼬리뼈 통증

허리 굽히기 스트레칭

항상 허리를 앞으로 내민 상태로 다니다 보면 허리 뒤쪽 근육의 길이가 짧아지고 유연성이 떨어져 허리 통증이 생긴다. 이 동작은 허리의 유연성을 키우고 골반과 허리 통증을 예방할 수 있는 운동이다.

준비자세 척추를 길게 펴고 허리를 세워 앉는다.

들숨 좌우 갈비뼈가 아코디언처럼 옆으로 벌어지도록 코로 깊게 숨을 들이마신다.

날숨 꼬리뼈를 살짝 아래로 말면서 머리부터 차례로 인사하듯이 척추를 굽힌다. 양팔은 귀 아래까지 오도록 뻗어준다.

들숨 다시 꼬리뼈부터 도미노처럼 척추를 바로 세운다.

들이쉬는 숨에 준비, 내쉬는 숨에 허리를 굽혀 스트레칭하고 5초가량 유지한다. 5회 반복.

주의사항 가슴 부위만 굽히는 것이 아니라 꼬리뼈부터 전체 척추가 활처럼 휘도록 굽혀야 한다.

들숨   날숨

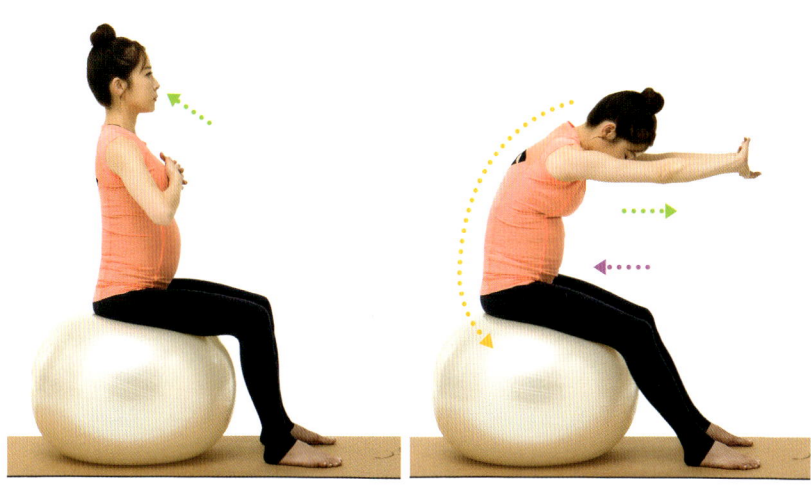

잘못된 자세

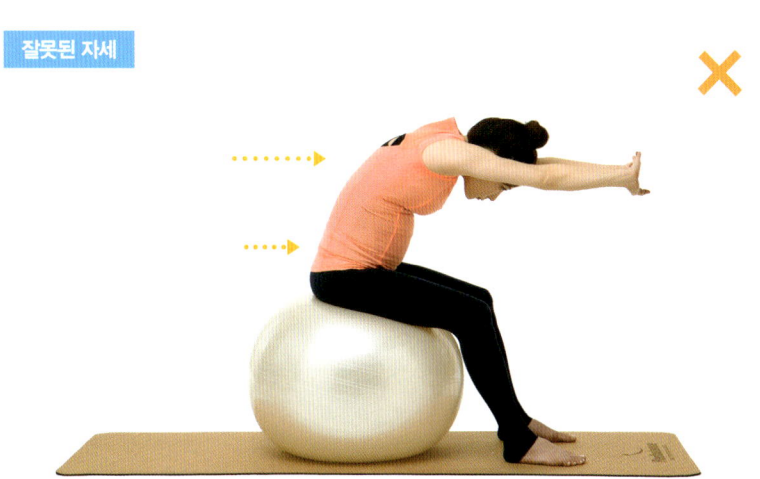

허리 · 꼬리뼈 통증

골반 들어 올리기

임산부는 복근의 힘이 약하기 때문에 대신 엉덩이의 힘을 키워야 허리 통증을 예방할 수 있다. 이 동작은 골반 앞쪽과 허벅지를 스트레칭하여 골반과 허리의 변형을 막고 꼬리뼈 통증을 감소시킨다.

준비자세   짐볼에 기대어 앉는다.

들숨   좌우 갈비뼈가 아코디언처럼 옆으로 벌어지도록 코로 깊게 숨을 들이마신다.

날숨   머리와 어깨를 짐볼 위에 올리고 엉덩이를 들어 올려 가슴부터 무릎까지 일직선이 되게 한다.

들이쉬는 숨에 준비, 내쉬는 숨에 엉덩이를 들고 5초가량 유지한다. 5회 반복.

주의사항   엉덩이를 들어 올릴 때 허리를 내밀지 않고 발바닥으로 땅을 더욱 밀어 엉덩이와 다리 근육에 오는 자극이 느껴져야 한다.

들숨

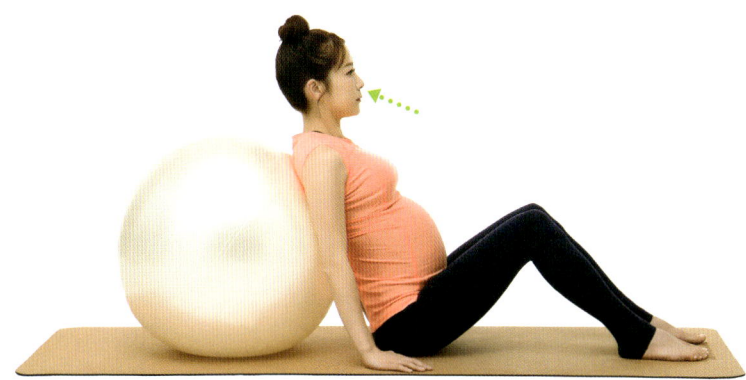

날숨

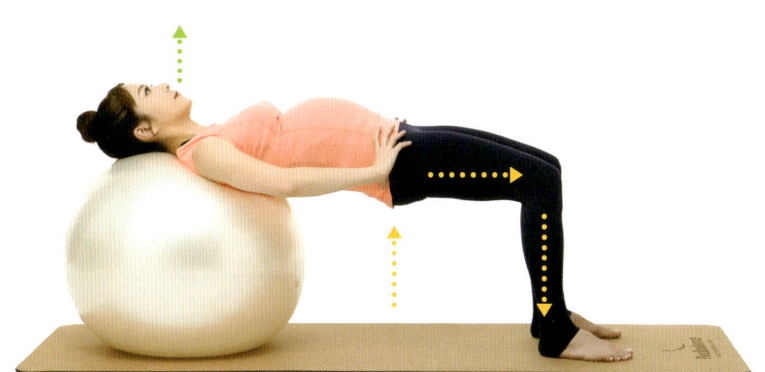

허리 · 꼬리뼈 통증

다리 뻗기 운동

윗몸 일으키기와 같이 강도 높은 운동을 하기 힘든 임산부가 복근과 다리 힘을 키울 수 있는 안전한 운동이다. 또한 분만 시와 비슷한 자세의 운동으로, 복근과 다리 근육이 자세를 기억하도록 하여 순산에 가장 도움이 되는 운동이다.

준비자세 짐볼에 상체를 기대고 한쪽 다리를 무릎을 굽혀 가슴 높이까지 들어 올린다.

들숨 좌우 갈비뼈가 아코디언처럼 옆으로 벌어지도록 코로 깊게 숨을 들이마신다.

날숨 한쪽 무릎을 펴서 다리를 뻗는다.

들이쉬는 숨에 준비, 내쉬는 숨에 다리를 뻗는다. 좌우 각각 10회씩 반복.

주의사항 다리를 뻗을 때 복근 사용에 집중하여 몸통이 흔들리지 않게 한다. 목과 어깨에는 힘을 뺀다. 밴드를 사용하면 다리 무게를 덜어주고 근육이 더욱 자극되어 좋다.

들숨

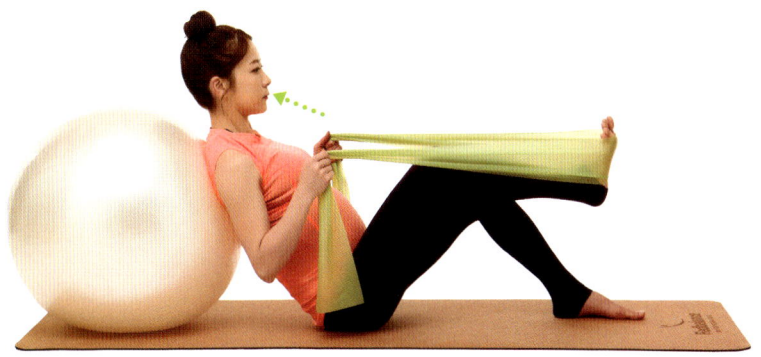

날숨

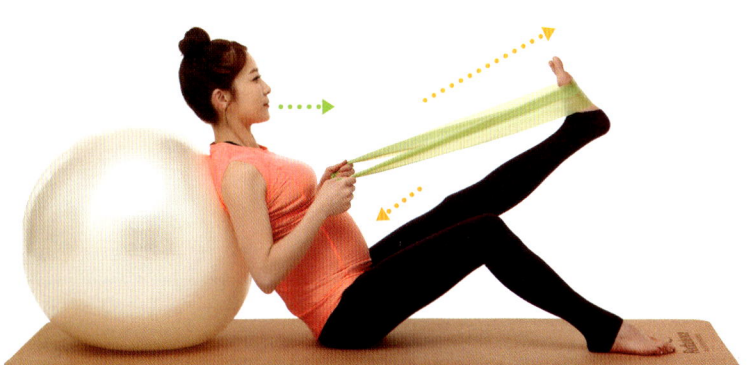

골반 · 엉덩이 통증

골반 열기 운동

다리가 움직일 때 벌어진 골반이 무방비로 따라 벌어지면 골반 통증이 생긴다. 따라서 골반 바닥 근육과 복근의 힘을 키우면서 골반의 유연성을 높이는 동작을 통해 생활 속 골반 및 허리 부상을 피하고 골반 뒤틀림을 예방할 수 있다.

준비자세
짐볼에 상체를 기대고 양쪽 무릎을 세워 앉는다.

들숨
밴드를 두른 다리의 무릎을 마치 신문을 펴듯 바닥으로 떨어뜨린다.

날숨
준비자세로 돌아온다.

들이쉬는 숨에 다리를 열고, 내쉬는 숨에 다리를 다시 닫는다. 좌우 각각 10회씩 반복.

주의사항
다리를 움직일 때 복근 사용에 집중하여 몸통이 흔들리지 않게 한다. 다리를 열 때는 엉덩이 부위 근육에는 힘을 주지 않고 자연스레 무릎을 떨어뜨린다. 밴드 사용 시 밴드를 허벅지에 두르고 같은 쪽의 손으로 잡는다.

들숨

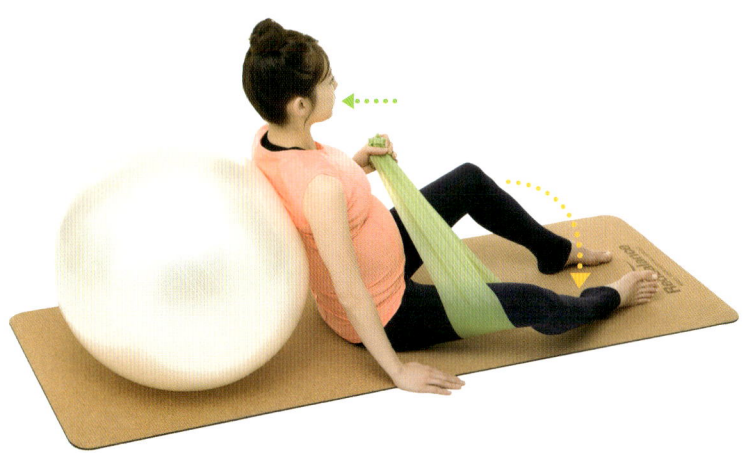

날숨

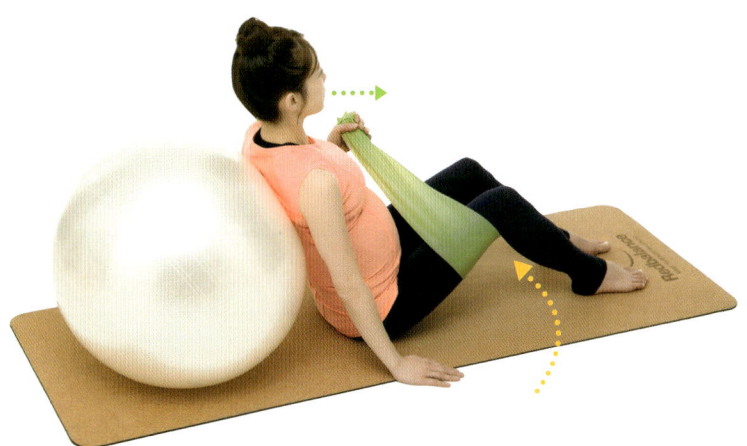

골반 · 엉덩이 통증

발차기 운동

엉덩이 앞뒤 근육을 강화하여 골반을 단단히 잡아준다. 또한 다리의 혈액순환을 촉진하여 하지 부종 및 종아리 쥐 해소에 도움이 된다.

준비자세 옆으로 누워 아래쪽 다리는 접고 위쪽 다리는 엉덩이 높이로 뻗는다.

들숨 위쪽 다리를 앞으로 30도 움직인다.

날숨 복근부터 수축한 후 위쪽 다리를 몸 뒤 10도까지 움직인다.

들이쉬는 숨에 앞으로 30도, 내쉬는 숨에 뒤로 10도가량 다리를 찬다. 좌우 각각 10회씩 반복.

주의사항 다리를 앞으로 찰 때 허리가 굽혀지지 않도록 복근 사용에 집중해야 한다. 다리를 뒤로 찰 때는 허리가 앞으로 나가지 않도록 복근과 엉덩이 근육 사용에 집중한다. 밴드 사용 시 위쪽 다리 발바닥에 두른 후 밴드를 잡은 손은 몸 앞 바닥에 둔다.

들숨

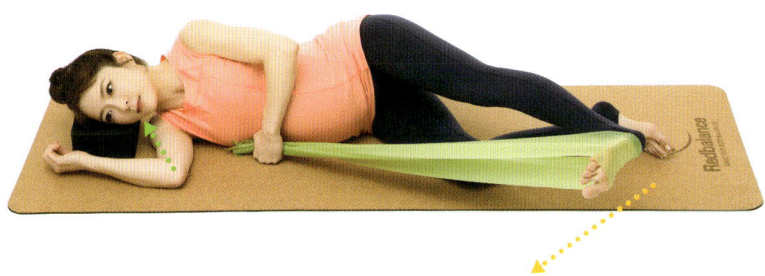

날숨

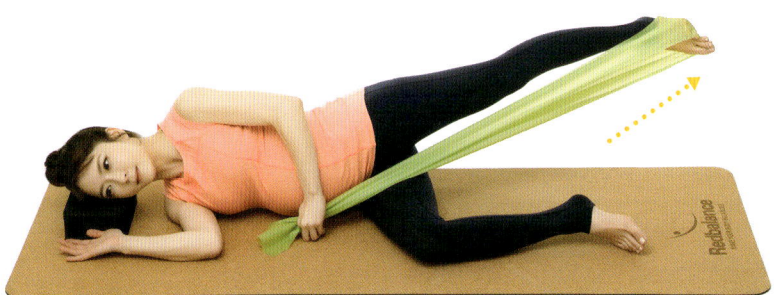

골반·엉덩이 통증

골반 앞 장요근 늘리기

앞으로 휘는 허리로 인해 골반 앞 근육인 장요근은 짧아지고 긴장하기 쉽다. 장요근 늘리기는 체형 회복은 물론 허리와 골반의 통증 해소에 필수이다.

준비자세
앞쪽 다리는 발이 무릎보다 앞으로 나가게 하여 무릎을 굽혀 세우고, 뒤쪽 다리는 무릎을 굽혀 바닥에 닿도록 한다.

들숨
척추가 길게 펴지도록 숨을 들이쉰 후

날숨
앞쪽 다리 무릎이 발바닥 위에 오도록 상체를 앞으로 이동하여 뒤쪽 다리 골반 앞 장요근이 스트레칭되도록 한다.

들이쉬는 숨에 준비, 내쉬는 숨에 스트레칭하여 5초가량 유지한다. 좌우 각각 3회씩 반복.

주의사항
앞쪽 다리의 무릎이 발보다 앞으로 나가지 않아야 한다. 골반과 몸통이 돌아가지 않고 정면을 향하도록 유지한다. 복근에 힘을 주면서 꼬리뼈를 아래로 말아 골반이 최대한 수직으로 유지되어야 장요근이 스트레칭된다.

들숨

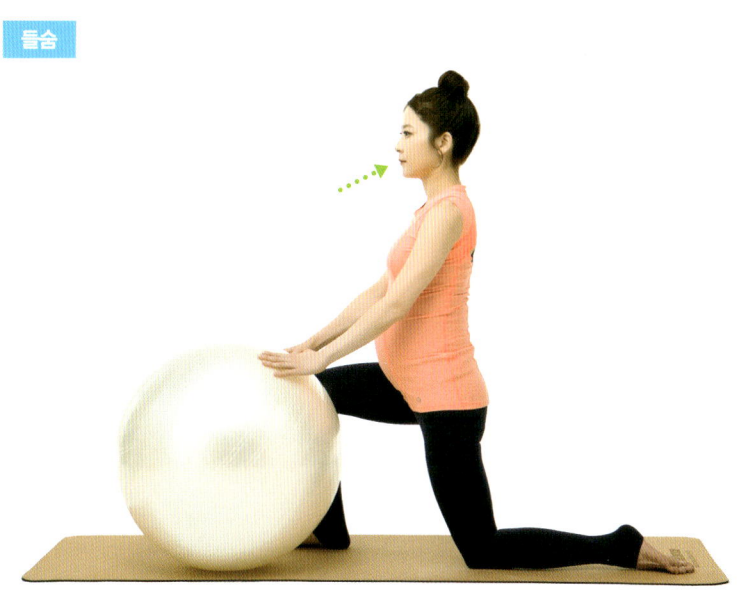

날숨

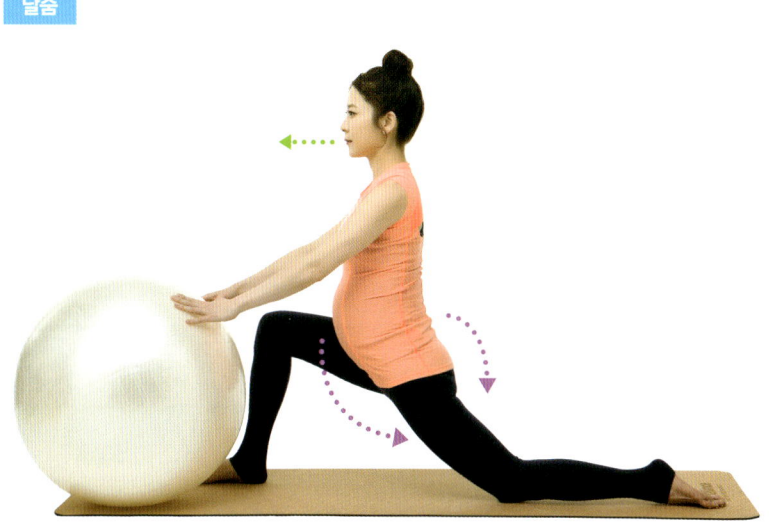

치골 통증

허벅지 조이기

이 운동은 벌어진 골반을 앞에서 지탱하는 허벅지 안쪽 근육을 강화하여 서고 걷는 움직임에도 골반을 고정하여 치골 통증을 예방할 수 있다.

준비자세 무릎 사이에 공이나 쿠션을 끼우고, 궁둥뼈(좌골) 아래에 손바닥을 넣고 앉는다.

들숨 좌우 갈비뼈가 아코디언처럼 옆으로 벌어지도록 코로 깊게 숨을 들이마신다.

날숨 허벅지로 무릎 사이 공을 조이면서, 좌우 엉덩이뼈가 가까워지도록 엉덩이에 힘을 준다. 손바닥에서 엉덩이가 멀어지면서 앉은키가 커지는 느낌이 들어야 한다.

들이쉬는 숨에 준비, 내쉬는 숨에 허벅지와 엉덩이에 힘을 주어 5초가량 유지한다. 10회 반복.

주의사항 허벅지를 조일 때 허리를 굽히지 않도록 주의하고 척추는 항상 편 상태를 유지한다.

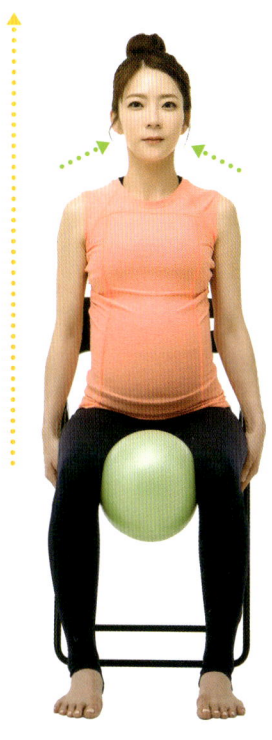 들숨

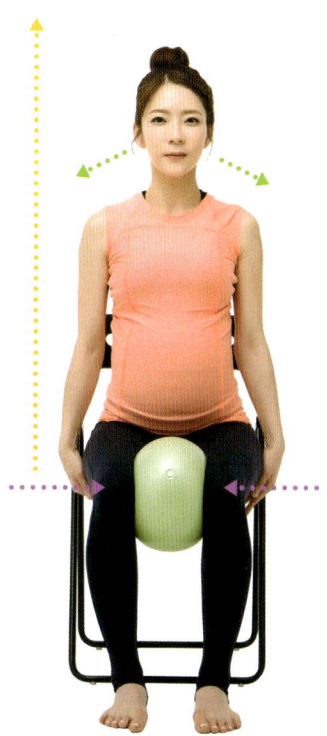 날숨

목·등 통증

턱 당기기 운동

등이 굽고 머리가 앞으로 나온 거북이 자세가 되면서 목 앞 근육은 점차 약해지고 목 뒤 근육은 긴장되어 통증이 생기게 된다. 간단하게 턱을 당기는 동작으로 목 앞 굽힘 근육을 강화하고, 거북목 자세를 교정해보자.

준비자세 　머리 뒤에 밴드를 감아 앞에서 양팔로 잡는다.

들숨 　좌우 갈비뼈가 아코디언처럼 옆으로 벌어지도록 코로 깊게 숨을 들이마신다.

날숨 　머리로 밴드를 뒤로 밀어내듯이 귀 아래에서부터 턱을 목 쪽으로 당겨 뒷목을 길게 편다.

들이쉬는 숨에 준비, 내쉬는 숨에 턱 당기기를 5초가량 유지한다. 10회 반복.

주의사항 　고개를 아래로 떨어뜨리는 것이 아니라 턱을 당겨 귀가 어깨 위에 오도록 한다. 귀와 어깨가 멀어지도록 목은 곧게 편다.

들숨 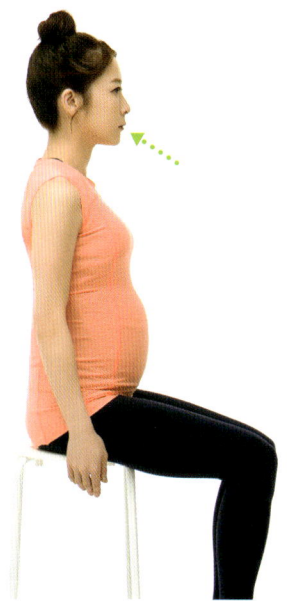 날숨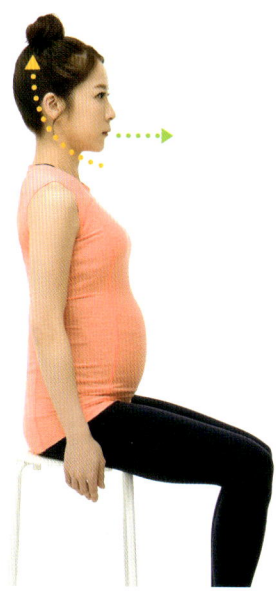

밴드를 사용하는 경우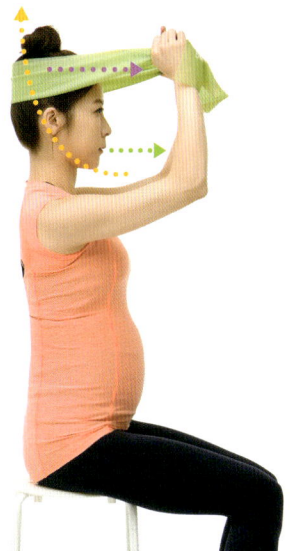

목·등 통증

날개뼈 모으기

목으로 가는 많은 근육이 날개뼈(견갑골) 주위에서 시작하는데, 흉곽이 넓어지면서 날개뼈 주위 근육도 늘어지고 약해져 목과 등에 통증을 일으킨다. 날개뼈 안쪽 근육을 강화하고 짧아진 가슴 근육을 늘려주면 굽은 등을 바로잡고 목 통증도 줄일 수 있다.

준비자세 양팔을 어깨 앞으로 뻗는다.

들숨 좌우 갈비뼈가 아코디언처럼 옆으로 벌어지도록 코로 깊게 숨을 들이마신다.

날숨 가슴을 살짝 앞으로 내밀면서 팔꿈치를 등 뒤로 보내 좌우 날개뼈를 모은다.

들이쉬는 숨에 준비, 내쉬는 숨에 날개뼈 모으기를 5초가량 유지한다. 10회 반복.

주의사항 귀와 어깨가 멀어지도록 목은 길게 편 채로 유지한다. 날개뼈를 모을 때 어깨가 앞으로 기울어지지 않도록 양쪽 쇄골을 넓게 유지한다.

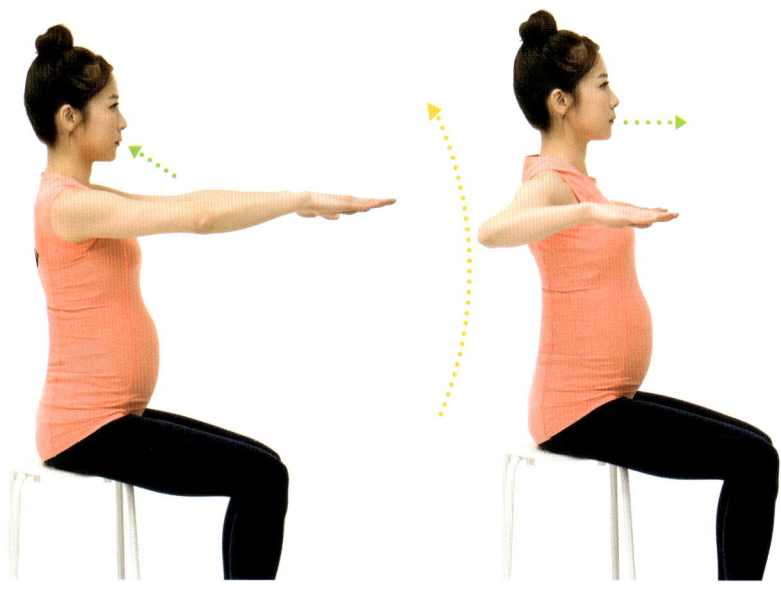
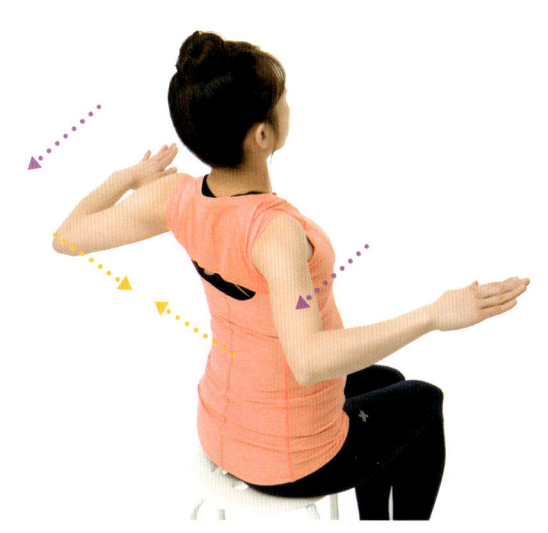

목 · 등 통증

등 스트레칭

배가 불러옴에 따라 갈비뼈를 포함한 가슴둘레가 커지면서 근육과 관절들이 뻣뻣해지고 눌려 통증이 생긴다. 스트레칭을 통해 **뻣뻣해진 등 근육과 관절을 이완시키면 통증은 물론 호흡도 한결 편해진다.**

준비자세 무릎을 꿇고 앉아 두 손은 엄지손가락이 하늘을 향하게 하여 짐볼이나 의자 위에 올린다.

들숨 좌우 갈비뼈가 아코디언처럼 옆으로 벌어지도록 코로 깊게 숨을 들이마신다.

날숨 걸레질하듯 손으로 볼을 밀어 엉덩이부터 손끝까지 일직선이 되게 상체를 숙인다.

들이쉬는 숨에 준비, 내쉬는 숨에 스트레칭을 5초가량 유지한다. 10회 반복.

주의사항 엉덩이는 발뒤꿈치와 가까워지게 눌러주고 팔과 어깨는 앞으로 멀리 뻗는다.

들숨

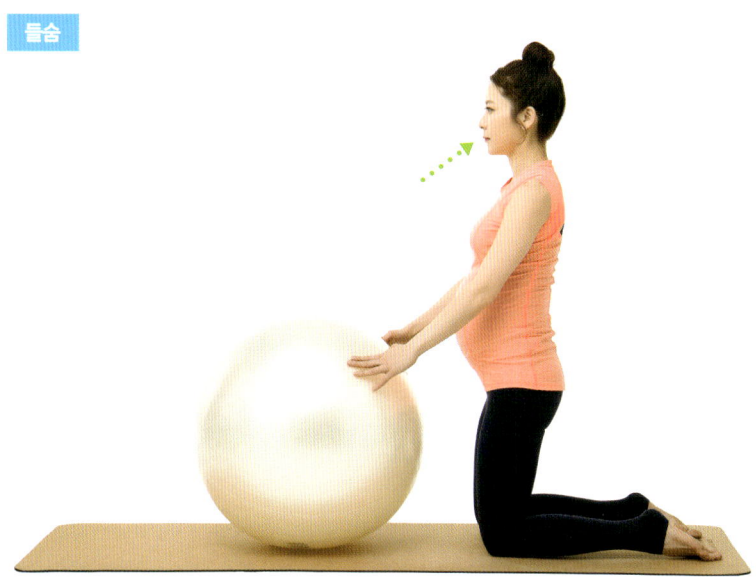

날숨

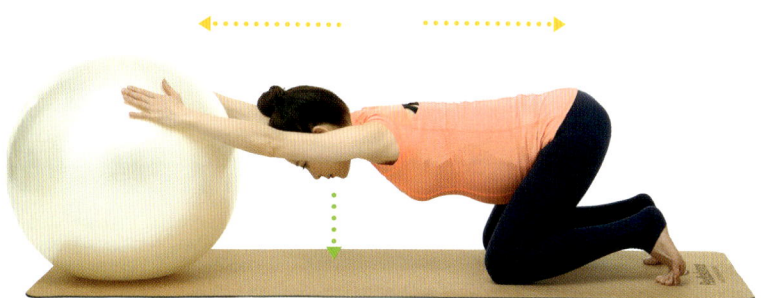

갈비뼈 통증

옆 몸통 스트레칭

갈비뼈 사이 근육을 늘려주고 수축시키는 동작을 통해 흉곽의 유연성을 키워 갈비뼈 통증을 줄인다. 굽은 등을 만드는 원인인 광배근을 늘려 체형도 교정할 수 있다.

준비자세
양반다리로 앉아 척추를 길게 하여 한쪽 팔을 하늘로 뻗는다.

들숨
좌우 갈비뼈가 아코디언처럼 옆으로 벌어지도록 코로 깊게 숨을 들이마신다.

날숨
몸통을 옆으로 기울여 뻗은 팔 끝부터 엉덩이까지 길어지게 만든다.

반대 방향도 마찬가지로 들이쉬는 숨과 내쉬는 숨을 5초가량 유지한다. 좌우 각각 5회씩 반복.

주의사항
머리만 기울이지 않고 몸통 전체가 기울어지게 한다. 뻗은 손 쪽의 엉덩이는 바닥으로 눌러 옆 몸통이 더욱 길어지게 만든다. 바닥을 짚은 팔의 목과 어깨에 힘을 빼고 척추는 항상 곧게 편 상태를 유지한다.

들숨

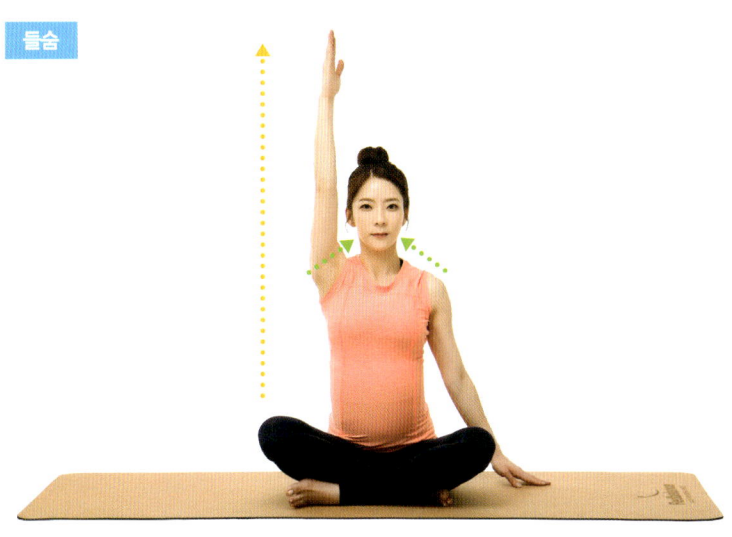

날숨

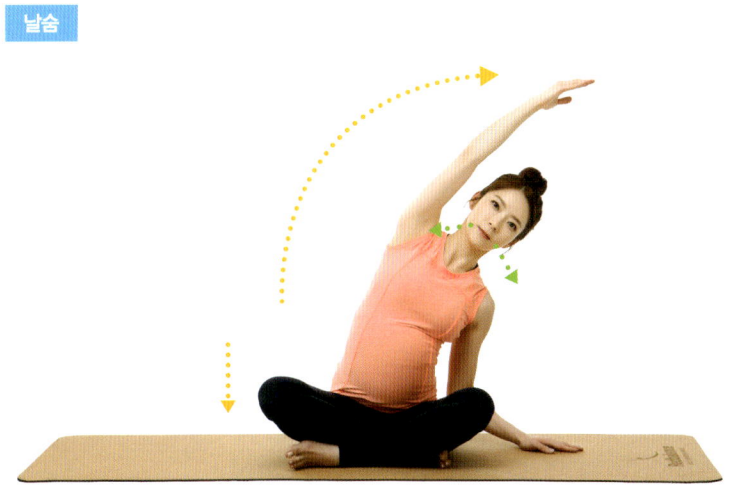

갈비뼈 통증

앞가슴 스트레칭

굽은 등과 거북목 자세로 인해 짧아진 가슴 근육과 앞쪽 갈비 사이 근육 및 관절을 늘린다.

준비자세 무릎을 꿇고 두 팔을 올려 머리 뒤에 두고, 팔꿈치는 바깥으로 향한다.

들숨 좌우 갈비뼈가 아코디언처럼 옆으로 벌어지도록 코로 깊게 숨을 들이마신다.

날숨 복근을 수축하면서 가슴부터 상체를 뒤로 30도 젖힌다.

들이쉬는 숨에 준비, 내쉬는 숨에 상체 젖히기를 5초가량 유지한다. 5회 반복.

주의사항 머리만 젖히지 말고 어깨와 귀가 나란히 하나의 선으로 움직이도록 한다. 허리를 내밀지 않고, 복근과 엉덩이 근육에 힘을 주어 다리부터 허리까지 일직선으로 유지한다.

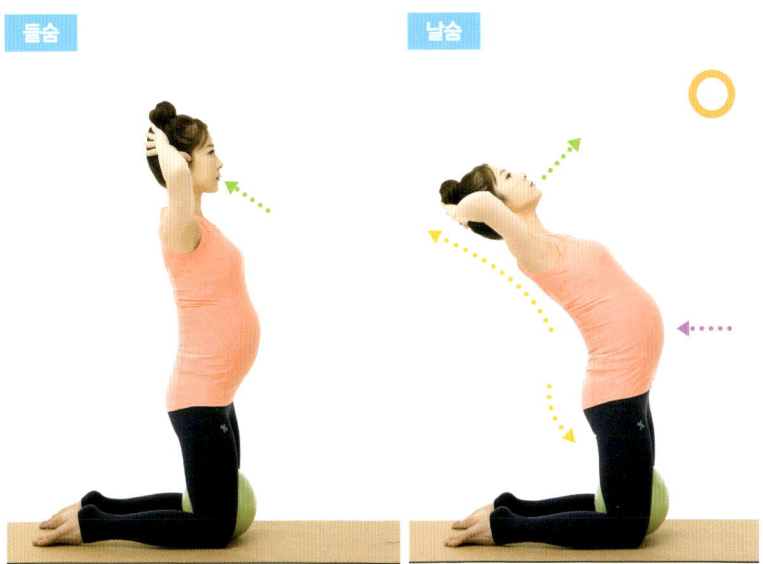

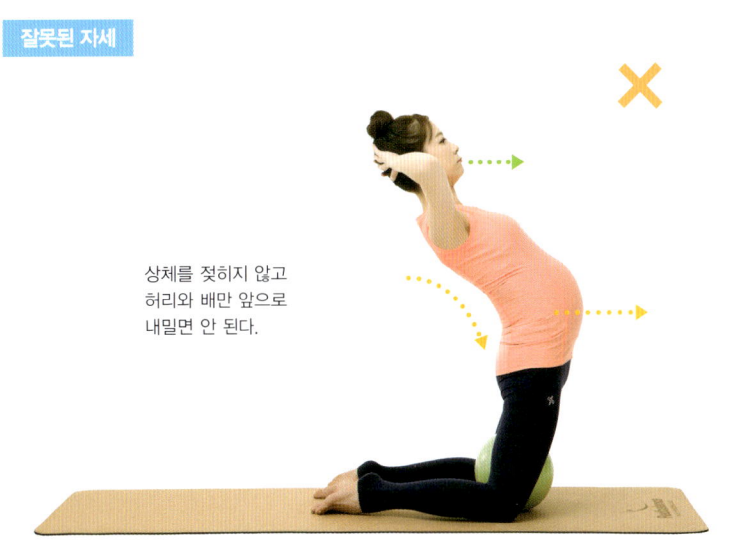

상체를 젖히지 않고 허리와 배만 앞으로 내밀면 안 된다.

종아리 쥐 · 다리 부종

뒤 허벅지 스트레칭

허벅지 뒤 햄스트링 근육과 종아리 근육을 늘리는 동작이다. 다리에 몰려 있는 혈액을 심장으로 잘 돌아가도록 해 다리 부종을 줄이고 종아리 쥐를 예방한다.

준비자세	짐볼에 상체를 기대고 앉아 한쪽 다리를 가슴 높이만큼 뻗는다.
들숨	발목을 몸 쪽으로 당기면서 무릎을 편 상태로 다리를 30도가량 들어 올린다.
날숨	다리를 내린다.
	들이쉬는 숨에 발목을 당겨 다리를 들고, 내쉬는 숨에 다리를 내린다. 좌우 각각 5회씩 반복.
주의사항	반드시 무릎은 펴고 발목은 몸 쪽으로 당겨야 한다.

들숨

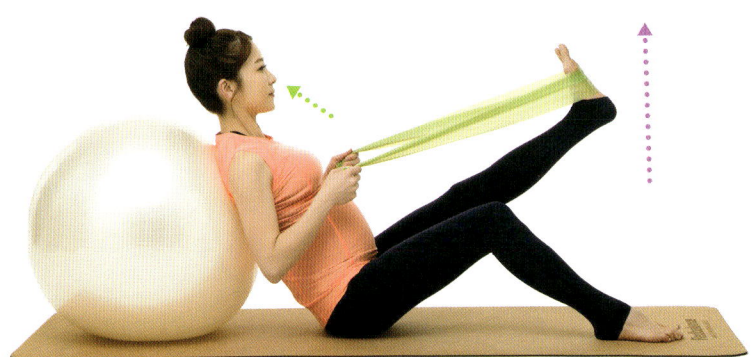

날숨

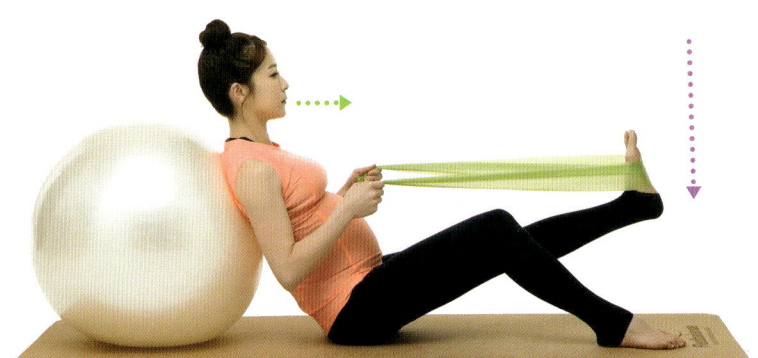

종아리 쥐 · 다리 부종

원 그리기 운동

골반에서부터 다리로 원을 그리며 순환 운동을 해주면 림프절을 자극하고 혈액순환을 촉진하여 부종과 종아리 쥐에 효과가 좋다. 몸통이 흔들리지 않도록 코어근육을 사용해야 하므로 골반 통증에도 도움이 된다.

준비자세 — 짐볼에 상체를 기대고 한쪽 다리를 45도로 뻗는다.

들숨 — 뻗은 다리를 시계 방향으로 20cm가량 돌리며 바깥쪽으로 반원을 그린다.

날숨 — 안쪽 반원을 그리면서 제자리로 돌아온다.

5회 반복 후 반시계 방향으로 5회 더 시행.

주의사항 — 다리를 돌리는 동안 복근을 사용해야 몸통과 골반이 흔들리지 않는다. 몸통이 많이 흔들린다면, 무릎을 접어 동작을 하거나 원의 크기를 줄여본다.

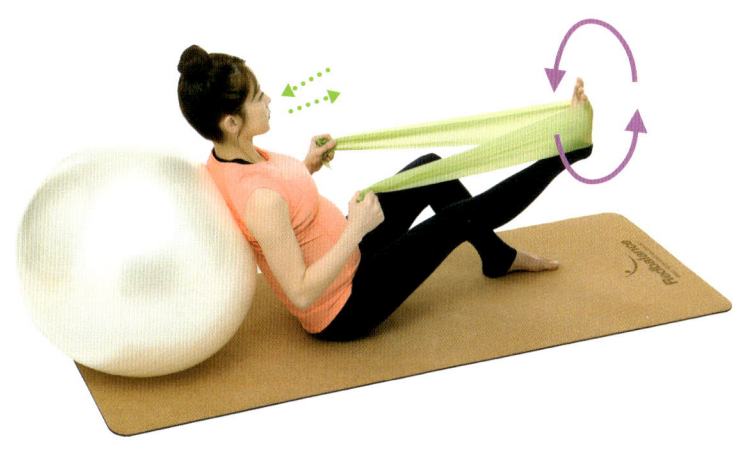

몸통이 흔들리지 않고 잘 유지되는 경우 다리를 펴고 시행한다.

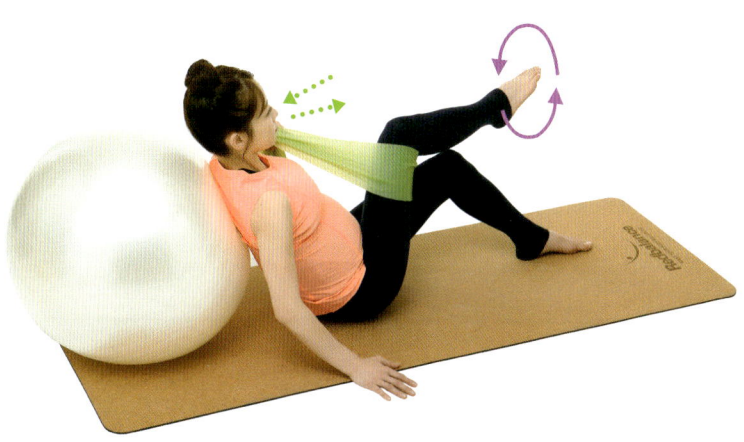

몸통이 많이 흔들린다면 무릎을 접어 원의 크기를 줄여서 시행한다.

발바닥 통증

종아리 스트레칭

임신 중 느슨해진 발가락 사이 근육 및 관절을 강화하는 동작이다. 발바닥 아치가 낮아지는 것을 막아 충격 흡수가 잘 되도록 하여 발바닥 통증을 예방한다.

준비자세 계단의 끝에 발바닥 중간이 위치하도록 선다.

들숨 까치발을 하면서 앞발로 바닥을 밀어 뒤꿈치를 올린다.

날숨 뒤꿈치를 계단 아래쪽으로 떨어뜨려 종아리를 스트레칭 한다.

들이쉬는 숨에 까치발을 하고, 내쉬는 숨에 뒤꿈치를 내린다. 10회 반복.

주의사항 다리 안팎의 복숭아뼈가 서로 평행하도록 발목이 바깥이나 안쪽으로 뒤집어지지 않아야 한다.

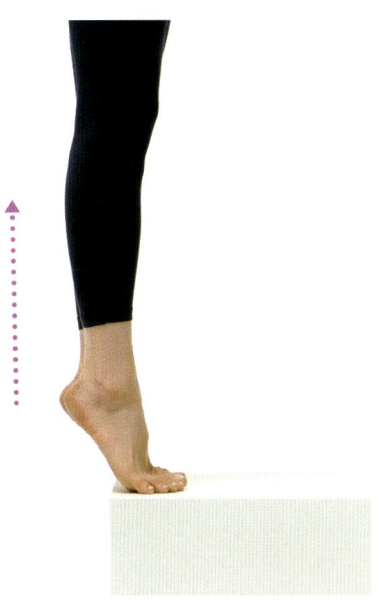
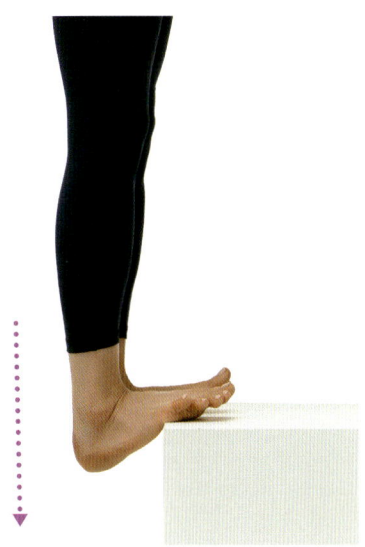

발바닥 통증

발바닥 마사지

발바닥 근막을 이완시켜 임신 중 평발 변형으로 족저근막염이 일어나는 것을 예방한다.

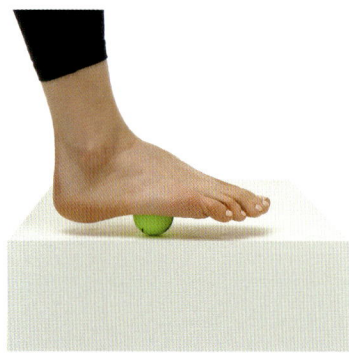

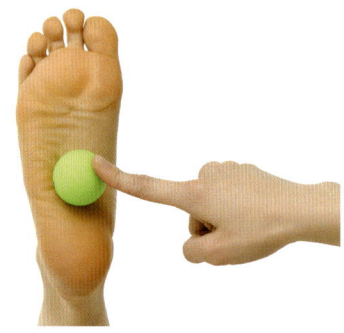

의자에 앉아 발뒤꿈치 뼈 바로 앞의 발바닥 부위에 골프공을 놓고 앞뒤, 좌우 방향으로 눌러 발바닥 근막을 마사지해준다.

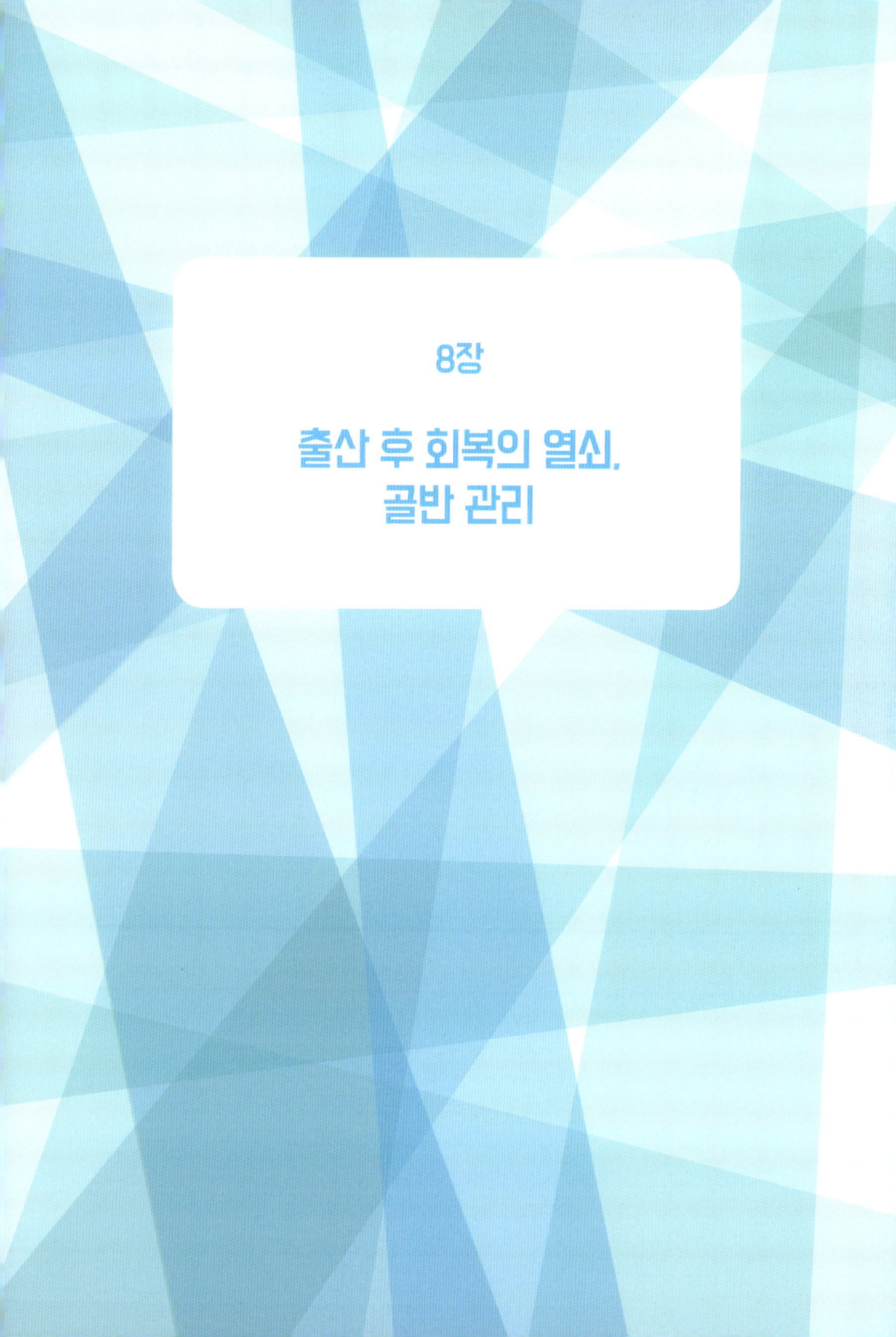

8장

출산 후 회복의 열쇠,
골반 관리

8장

출산 후 회복의 열쇠, 골반 관리

"저는 제왕절개로 출산해서 골반은 벌어지지도 않았는데 왜 살이 빠져도 바지가 안 맞을까요?"

"출산했는데도 골반이 아래로 쏟아질 것 같은 불안함이 있어요."

"출산 후에는 골반 통증이 좋아질 줄 알았는데, 아기를 안고 일어설 때마다 번개가 치는 것처럼 찌릿하고 아파요."

출산 후 산모들이 병원에 와서 가장 많이 하는 이야기들이다. 그런데 바로 이 이야기 속에는 흔히 골반에 관해 잘못 알고 있는 생각들이 숨어 있다.

첫째, 제왕절개를 하면 골반이 벌어지지 않는다는 생각이다.

물론 분만 과정 중에 산모의 골반에는 많은 변화가 일어나고 부상도 입게 된다. 분만이 시작되면 골반 뼈들은 각도와 방향을 조절하여 아기가 나오는 길을 넓히게 된다. 그 과정에서 골반 관절과 뼈들은 마치 부딪혀 멍이 드는 것처럼 손상을 입고 통증이 생기게 된다.

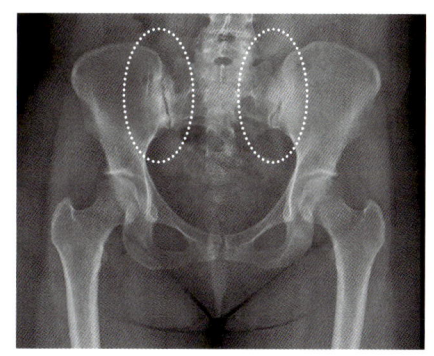

▲ 제왕절개 수술로 분만한 산모의 골반 엑스레이. 천장 관절 바깥쪽으로 뼈가 하얗게 보이는 장골 치밀화 골염 소견이 보인다. 이는 분만 방법과 상관없이 임신 기간 동안 관절이 받은 스트레스를 보여준다.

그 외에도 아기가 나오면서 골반 근육과 꼬리뼈 주위 인대가 늘어나 마치 삔 상태처럼 통증이 생기는 것은 물론, 심하면 소변과 대변이 나오는 통로인 요도와 항문 쪽에 손상을 입기도 한다.

하지만 분만 중에만 골반이 벌어지는 것은 아니다. 임산부의 골반은 아기가 자라날 공간을 만들어주기 위해 임신 기간 내내 호르몬의 영향을 받으며 관절이 느슨해지고 벌어진다. 이는 자연분만이든 제왕절개이든 분만법에 상관없이 일어나는 과정이다. 따라서 골반 변형은 모든 임산부에게 피할 수 없는 숙명인 셈이다.

둘째, 출산하고 나면 늘어난 골반이 감쪽같이 붙을 것이라는 생각이다.

물론 산모 대부분은 출산 후 2주 정도에 엑스레이를 찍어보면 골반 관절이 회복되어 붙어 있는 것을 볼 수 있다. 분만 중 양쪽 골반 앞의 연결 부위인 치골 결합이 분리되어 수술이 필요한 경우 등 예외적인 경우가 아니라면 말이다. 하지만 골반 관절은 무릎이나 어깨 관절처럼 맞물

린 구조가 아니라, 뼈와 뼈가 나란히 붙어서 마치 테이프로 고정해놓은 듯한 구조이다. 그리고 그런 테이프 역할을 하는 것이 바로 골반의 인대와 근육이다.

산모의 몸에는 출산 후 3개월, 길게는 1년까지도 임신 호르몬이 남아 있어, 인대와 근육이 유연성을 유지한다. 그런데 임신 중에는 이런 유연함이 골반에 작용하여 아기를 위한 공간을 만드는 역할을 해주지만, 출산 후에는 비록 골반뼈는 다 붙었지만 인대와 근육이 채 회복되지 않아 오히려 골반이 어딘가 어긋나고 벌어질 듯한 불안정함을 느끼게 된다. 그렇지만 출산 후 3개월가량의 시기는 바로 그 유연함 덕분에 비뚤어진 체형을 쉽게 바로잡을 기회가 되기도 하므로, 너무 슬퍼하지는 말자.

셋째, 아기를 낳고 나면 모든 통증이 나을 것이라는 믿음이다. 통증을 호소하는 어떤 산모는 친정엄마로부터 임신을 한 번 더 하면 비뚤어진 골반이 다시 교정이 되어 좋아질 것이라며 빨리 둘째를 가지라는 권유까지 받았다는 이야기를 들려주었다.

대다수 임산부가 허리와 골반의 통증을 경험하지만 그 정도와 원인은 각각 다르다. 앞서 말했듯 개개인이 가진 체형과 근력, 태아의 체중, 머리 크기 등이 모두 다르기 때문이다. 임신 전부터 허리 통증이 있었던 경우는 이미 통증을 일으킬 만한 나쁜 신체적 조건을 가진 채로 임신기간 중 체형 변화를 겪기에 그 영향을 더 많이 받게 된다. 그렇기 때문에 임신 중이나 출산 후에까지 통증에 시달리게 되는 것이 어쩌면 당연한 결과일지도 모르겠다.

또한 많은 이들이 아기를 낳고 나면 저절로 낫겠지 하고 생각하지만, 안타깝게도 이는 사실이 아니다. 임신 요통의 30%는 만성 요통으로 이어져 출산 후에도 지속될 뿐만 아니라 생리, 배란, 갱년기 등을 겪으며 여성 호르몬의 변화와 함께 평생 짊어지고 가는 짐이 되기 때문이다.

가장 바람직한 것은 임신을 계획할 때부터 검진을 받고 미리 관리하는 것이지만, 그렇게 하지 못했다면 임신 중에라도 서둘러 운동을 시작해야 한다.

운동하라는 말은 진료실에 오는 대부분의 환자들이 가장 싫어하는 말이기도 하다. 하지만 임산부의 통증은 다른 통증과는 다르다. 일반적인 허리 통증은 대부분 근육이 과하게 뭉치고 짧아져 유연성이 떨어지면서 디스크나 신경이 압박을 받아 생긴다. 하지만 임신 중에 생기는 통증은 근육이 늘어나고 약해져서 생기는 통증이므로, 운동과 바른 자세만이 최고의 치료법이다.

산후 비틀린 골반이 가져오는 문제들

"조리원에서 마사지하시는 분이 제 골반이 심하게 틀어졌다고 해서 너무 걱정돼요."
"제 골반이 돌아가서 동작이 안 된다며 필라테스 선생님이 교정 치료를 추천했어요."

최근 피트니스 사업의 가장 큰 트렌드는 체형 교정, 그중에서도 특히 골반 교정이다. 덕분에 출산 이후의 골반 건강에 관심을 가지는 산모들이 늘어난 것도 사실이다.

사람의 몸은 정확히 50:50으로 좌우나 앞뒤가 대칭을 이루지는 않는다. 그러므로 엑스레이 검사에서 약간의 골반 변형이 확인되더라도 통증이 없고 불편함이 없는 환자에게는 곧바로 치료를 권유하지 않는다.

하지만 문제는 통증이 있는 경우이다. 한쪽 골반이 아파서 온 산모들을 보면 양쪽 어깨높이에 차이가 난다거나 유난히 골반이 한쪽으로 돌아가 있는 경우들이 많다. 그리고 이런 경우 골반의 통증뿐만 아니라 허리, 어깨, 목, 턱 관절까지 변형되어 있거나 두통까지 동반하기도 한다.

이처럼 우리 몸의 한 부위가 틀어지고 무너지면 도미노처럼 다른 부위에도 영향을 미치게 된다. 특히 골반은 앞에서도 말한 것처럼 팔과 다리를 연결하면서 장기를 보호하는 중요한 부위이기 때문에, 골반을 바로잡아야 몸이 바로 선다고 해도 과언이 아니다.

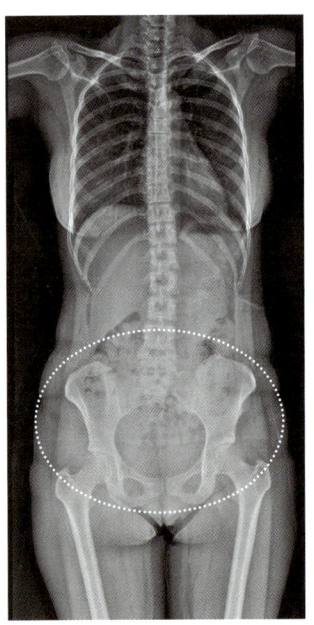

▲ 출산 후 몸이 우측으로 기울고 우측 골반 통증이 있던 환자. 골반의 좌우 모양이 다르게 보이는 골반 회전 변형과 함께 허리 척추도 좌측으로 굽은 상태를 보여준다.

틀어진 골반으로 인해 환자들이 가장 많이 호소하는 증상은 골반 통증과 허리 통증이다. 이는 단순히 뼈가 돌아간 상태가 아니라 골반 주위 근육들이 비대칭이 되기 때문이다. 좌우 비대칭이 심해지면 환자들은 "걸을 때 한쪽으로 자꾸 기우는 느낌이 들어요"라고 호소한다. 그런데 이런 경우 엑스레이를 찍었을 때 척추가 한쪽으로 휘어 있는 경우는 드물지만, 운동을 시켜보면 좌우의 근력 상태에는 확연히 차이가 난다. 이는 반복된 생활습관 때문일 수도 있고 디스크나 허리 주위의 신경 손상으로 근력이 약해졌기 때문일 수도 있다.

또한 임산부들이 산후에 자주 호소하는 증상은 꼬리뼈 통증이다. 보통 엉덩이 끝에서 "빠질 듯이", "칼로 찌르는 듯한" 느낌으로 엉덩이나 허리로 퍼지는 통증을 호소한다. 주로 앉아 있거나 걷기, 의자에서 일어나는 동작, 무거운 물건을 들 때 유발되며, 심하면 대변을 보거나 성관계 시, 생리 기간에도 통증이 발생하게 된다.

꼬리뼈는 척추의 가장 아래 부분에 위치해 있어, 앞면에는 골반 안쪽으로 가는 근육들이 붙게 되고 뒷면에는 엉덩이 근육이 붙게 된다. 즉 골반 내부 및 기저근에 문제가 있거나, 척추 질환 등으로 엉덩이 근력이 약화되거나 손상되었을 때에도 꼬리뼈 위치에 영향을 주어 통증이 일어날 수 있다. 그렇다 보니 골반 안팎의 근육 비대칭으로 비틀림이 있을 때 흔히 꼬리뼈 통증이 생기게 된다.

꼬리뼈 통증을 줄이기 위해서는 30분 이상 장시간 앉아 있는 자세를 피하고, 앉을 때는 방석을 사용해 상체를 앞으로 기울이거나 골반부터 머리까지 척추를 곧게 세워 엉덩이에 가해지는 압력을 줄인다. 또 변비를 예방하기 위해 수분과 섬유질을 충분히 섭취하며, 집에서는 통증 부위에 핫 팩 또는 아이스 팩 찜질을 하는 것도 도움이 된다. 수유 중이라도 통증이 심할 때는 부루펜 같은 소염진통제를 복용할 수 있다.

분만으로 인한 꼬리뼈 통증은 보통은 몇 주에서 수개월 사이에 호전되지만, 골반의 변형을 교정해야 근본적인 치료가 된다. 뒤에 소개할 산후 골반 교정 운동을 지속하면서 폼 롤러나 마사지 볼을 이용해 꼬리뼈와 엉덩이 근육 마사지를 해주어야 한다.

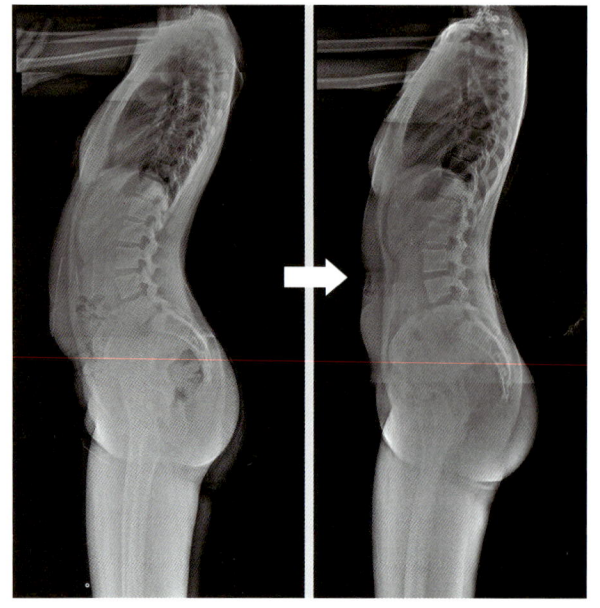

왼쪽〉
출산 직후 꼬리뼈 통증이 심한 환자로 허리와 골반이 앞으로 기울어진 변형 상태를 보임.

오른쪽〉
두 달간 운동 후 척추와 골반이 교정된 상태로 통증이 호전됨.

　골반은 방광, 자궁, 직장과 같은 중요 장기들을 품고 있는데, 이 장기들이 몸 밖으로 이어지는 통로인 요도, 질, 항문은 특히 골반 근육이 받쳐주고 있다. 따라서 골반이 뒤틀리면서 골반 근육이 힘없이 늘어나거나 반대로 경직되면 요실금, 성생활 장애, 변비 등과 같은 증상이 따라오게 된다. 또 뒤틀린 골반에 의해 장기들이 영향을 받으면 생리통, 생리 불순, 난임 등의 증상도 생길 수 있다. 그러므로 임신 기간은 물론 산후에 골반 근육을 수축하고 이완시키는 호흡 운동으로 골반의 변형을 막고, 교정하는 것이 무엇보다 중요하다.

　마지막으로 바로 미용적인 부분에서 체형 교정의 문제가 있다. 얼마 전부터 '골반 다이어트'라는 말이 유행인데, 이는 임신 중에 척추가 앞으로 휘고 골반이 벌어지면서 아랫배가 나오고 엉덩이가 펑퍼짐해지는 등

소위 '아줌마 체형'이 되는 것을 바로잡자는 것이다. 임신 중 변화에 더해 좌우로 돌아가는 골반 변형까지 겹치면, 혈액과 림프 순환에도 영향을 받아 부종도 해소되지 않으며 온몸의 관절과 마디까지 여기저기 저리고 뻣뻣할 수밖에 없다. 그러니 골반을 바로잡는 것이야말로 다이어트는 물론이고 건강까지 지킬 수 있는 중요한 방법이다.

골반 교정의 허와 실

"출산 후 골반 교정 마사지를 받아야 하나요?"
"보정 속옷을 입는 것이 효과가 있을까요?"
"골반 교정기가 도움이 되나요?"

산모 교실에서 강의하면 산모들이 가장 궁금해하며 묻는 질문들이다. 사실 자신이 직접 하는 운동이 아닌 남이 해주는 마사지, 그리고 여러 회사에서 만들어낸 보정 속옷이나 교정기는 그 기능과 성능이 모두 제각각일 것이므로, 뭐라고 대답하기 어렵다. 하지만 골반은 앞서 설명한 것처럼 뼈로만 이루어진 것이 아니라 수많은 근육에 매달린 구조이다. 단순히 뼈를 눌러주는 마사지만으로는 그 효과를 장담하기 어렵다는 말이다. 물론 마사지는 출산으로 지치고 뭉친 근육의 긴장을 풀어주고, 림프 순환을 촉진하여 부기를 빼는 데 효과가 있다.

우리 몸의 근육이 뇌와 연결되어 기능이 바뀌는 데 걸리는 시간은 주 2~3회씩, 30분 이상을 훈련했을 때 6~8주가 걸린다고 한다. 피아노를 처음 배울 때나 컴퓨터 키보드의 자판을 보지 않고 익숙하게 타자하기까지 걸린 시간을 생각해보면 쉬울 것이다. 만약 골반 교정기나 보정 속옷을 사용한다면 그 형태를 유지하기 위해 어느 정도 근육이 적응할 테지만, 착용하지 않으면 근육이 저절로 그 형태를 유지하기 위해 노력하지는 않을 것이다. 따라서 보정 속옷이나 교정기에만 의존해서는 큰 효과를 보기 어렵다. 게다가 골반 변형의 유형도 앞으로 기울어진 경우, 뒤로 기울어진 경우, 고관절이 옆으로 과도하게 벌어진 경우 등 여러 가지이기 때문에 본인의 상태를 제대로 알지 못하면 기성품의 사용에도 한계가 있다.

결론적으로 위와 같은 방법들을 사용한다 해도 가장 중요한 것은 운동을 통해 내 몸의 근육 사용법을 깨달아 꾸준히 바른 자세를 유지하면서 골반을 관리해야 한다는 점이다.

산후조리가 몸을 망친다고?

허리가 아파서 병원을 찾은 할머니들이 하나같이 입을 모아 허리 통증의 원인으로 꼽는 것이 있다. 바로 산후조리를 잘못해서 그렇다는 것이다. 아이를 낳고 바로 찬물에 걸레를 빨고 밭일을 했다느니, 그때 찬바람을 맞아서 골병이 들었다느니…… 잘못된 산후조리의 예도 다양하다.

그런데 궁금한 점이 생긴다. 임산부는 과연 출산 후 언제부터 샤워를 하고 양치를 해도 괜찮을까? 그리고 찬바람과 찬물의 온도는 몇 도일까? 유전자 치료까지 거론될 정도로 의학이 발달한 현대에, 왜 산후조리 방법은 할머니 때와 그다지 달라진 것이 없을까?

예전에는 지금처럼 냉난방 시설이 잘 되어 있지 않았으므로 산모가 찬물에 샤워하거나 찬바람을 맞아서 감기라도 걸리면 큰일이었다. 하지만 지금은 환경이 달라졌다. 물론 이는 출산 직후부터 에어컨을 쐬거나 돌아다녀도 된다는 의미가 아니라, 적정 실내온도로 쾌적함을 유지해야 한다는 뜻이다. 또 샤워를 통해 분만으로 지친 산모의 노폐물을 씻어내고 순환을 촉진해주는 것이 좋다. 특히 절개나 수술로 상처가 있는 산모에게는 감염의 위험이 있으므로 청결이 더욱 중요하다.

한편 산모는 꼼짝도 하지 말고 그저 누워서 쉬어야 한다는 속설도 옳지 않다. 분만 직후부터 최대한 빨리 보행을 시작하고 코어근육을 회복하기 위해 가벼운 운동을 하는 것이 좋다. 누워만 있다가는 부기도 쉽게 빠지지 않을 뿐만 아니라 육아를 감당할 만한 체력을 키울 수 없으므로, 오히려 흔히 말하는 '산후풍'에 걸리기 쉽다.

또 다른 이슈는 보양식이다. 우리나라 임산부들은 외국의 임산부들보다 임신 중 체중 증가가 큰 편이다. 그런 상황에서 출산 후에 잉어즙이나 녹용 같은 보양식을 지나치게 섭취하면 오히려 열량 과잉이 되어 산후 비만을 불러올 수 있다. 그리고 이는 무릎과 허리의 통증을 키우는 요인이 될 수도 있다. 정상 체질량지수를 가진 산모라면 굳이 보양식을 섭취하지 않아도 세 끼 식사를 통해 충분한 영양을 공급할 수 있다. 산모가 먹어야 한다는 각종 보양식에 대한 정보들 또한 먹을 것이 충분하지 않던 예전 시대의 이야기이므로 지금의 상황과는 맞지 않다.

출산 후 운동, 언제부터 어떻게 해야 할까?

그렇다면 출산 후 언제부터, 어떤 운동을 시작하는 것이 좋을까?

일반적으로 산부인과 의사들은 출산 후 100일이 지나서 운동을 하라고 권유한다. 하지만 사실은 정상 질 분만으로 출산에 별다른 문제가 없었다면, 출산 후 며칠 뒤부터는 운동을 시작할 수 있다. 다만 광범위한 회음부 절개나 제왕절개를 했다면 의료진과 상의한 후에 운동을 시작해야 한다.

운동의 시작과 마무리는 천천히 걷기와 스트레칭을 통해 10분가량 준비와 마무리 운동을 하는 것으로 주 5회, 30분씩 정도가 적당하다. 하루 10분씩부터 시작해서 30분을 목표로 꾸준히 지속한다. 당장 조깅이나 윗몸 일으키기 같은 운동을 하는 것이 아니라 복근과 골반기저근을 회복시킬 수 있는 가벼운 체조 수준의 동작부터 시작한다.

유모차를 밀면서 걷기와 같이 20분 정도의 가벼운 유산소운동과 10분 정도의 복근과 골반기저근 회복 운동을 통해 기초 체력을 회복하고, 점차로 운동 강도를 올린다. 또한 팔다리의 큰 근육들을 조금씩 움직이는 동작이 필요하다. 이는 순환을 촉진시켜 부종을 완화한다. 필라테스나 요가 같은 그룹 운동에 참여하는 것도 산후 우울증을 예방하고 운동을 지속하게 하는 동기 부여가 되므로 추천한다.

산후 운동의 가장 큰 장점은 코어근육을 회복시켜 통증을 예방하고, 골반 근육을 강화하여 요실금을 방지하며 성생활을 빠르게 회복시키는 것이다. 운동 강도는 임신 중 운동과 마찬가지로 중간 강도의 유산소운동과 근력운동이 추천되며 이는 심장이 약간 빨리 뛰면서 땀이 흐르고,

자연스러운 대화는 가능하지만 노래를 부를 정도는 아닌 강도를 말한다. 아직 골반과 고관절 부위가 불안정한 시기이므로 갑자기 방향을 바꾸는 동작이나 충격이 전해지는 운동(빠른 속도로 달리기, 스쿼시, 테니스, 복싱) 등은 주의가 필요하다.

> **TIP 모유 수유 중에 운동을 해도 되나요?**
>
> 엄마의 운동은 모유량 및 성분에 아무런 영향을 끼치지 않습니다. 일부 고강도의 운동을 하는 여성의 모유 속에 젖산 함량이 높아져 쓴맛이 날 수도 있다는 이야기가 있지만, 이는 굉장히 드문 경우입니다. 하지만 염려가 된다면 운동 전에 수유하고, 샤워를 하면서 4~5cc 정도 소량의 모유를 짜내고, 운동 후 한 시간 정도가 지나서 수유하는 것도 한 가지 방법입니다. 운동 중에는 가슴을 충분히 지지해주는 스포츠 브라를 착용하도록 합니다.

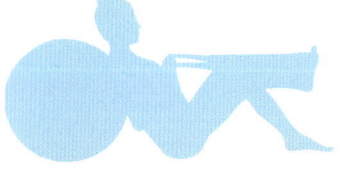

9장

출산 직후부터 시작하는 3단계 골반 교정법

9장

출산 직후부터 시작하는 3단계 골반 교정법

출산 후 3단계 골반 교정법은 시기별로 복근과 골반 근육의 회복에 초점을 두고 구성한 운동이다. 동작이 쉬워 보이지만 목표가 되는 근육을 제대로 사용하면 굉장히 효과가 좋고, 몸이 달라지는 기분을 느낄 수 있다.

먼저 동작에 앞서 반드시 운동법 설명을 읽고 주의사항에 집중하여 동작한다. 모든 동작은 호흡과 함께 이루어져야 하며, 보통 들이쉬는 숨에 준비, 내쉬는 숨에 복근을 수축한 상태로 동작을 하게 된다. 제왕절개를 한 산모는 처음 1단계 운동에서는 누운 상태에서 상처 부위가 당기지 않을 정도까지만 운동한다. 2단계부터는 분만 방법에 관계없이 가능한 운동법으로 구성하였다.

1단계 출산 직후 ~ 2주

코어 호흡

호흡은 임신 기간 동안 약해진 코어근육에 스위치를 켜는 첫 단계이다. 힘든 분만으로 지친 몸에 긴장을 해소하고 림프와 혈액 순환을 촉진하여 산후 부종 해소에도 좋다.

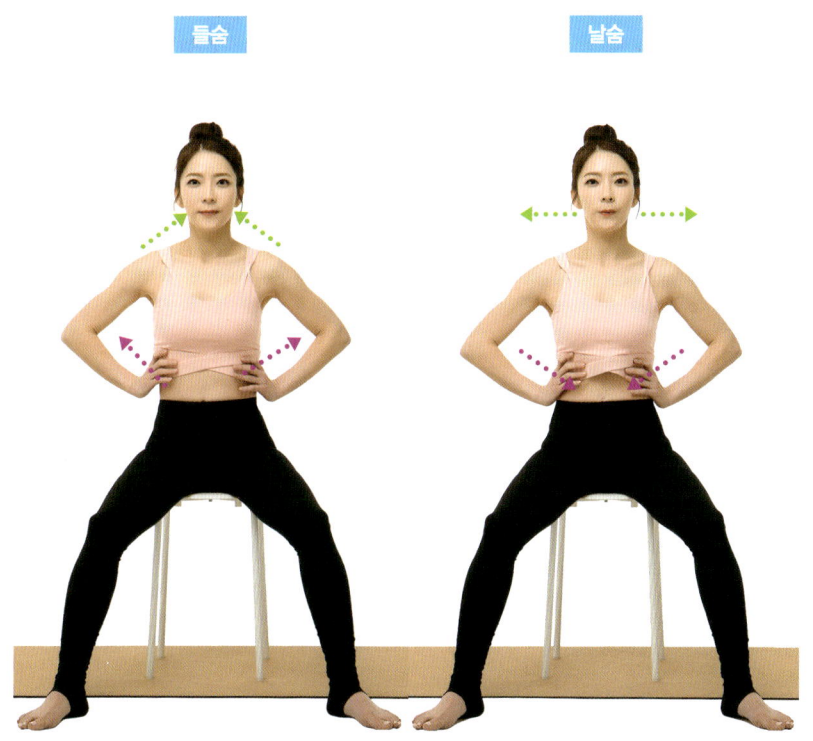

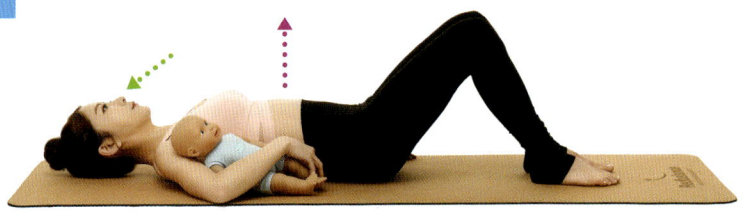

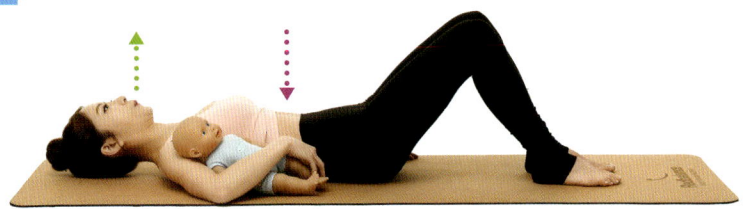

준비자세	침대에 눕거나 의자에 앉아 양손을 갈비뼈 옆에 둔다.
들숨	좌우 갈비뼈가 아코디언처럼 옆으로 벌어지도록 코로 깊게 숨을 들이마신다.
날숨	배꼽이 등 쪽으로 가까워지도록 복근을 수축시켜 배를 납작하게 만들면서 입술을 오므려 휘파람 불듯 숨을 내쉰다.

들이쉬는 숨과 내쉬는 숨을 3초가량 유지한다. 10회 반복.

주의사항	목과 어깨에 힘을 빼고 복근을 사용하는 데 집중한다. 제왕절개나 회음부 절개를 심하게 한 산모는 누워서 상처 부위가 아프지 않은 범위에서 복근을 수축시킨다.
잘못된 자세	숨을 마실 때 척추를 젖히거나 숨을 내쉴 때 척추를 굽히면 안 된다. 척추는 항상 곧고 길게 편 채로 유지해야 한다.

잘못된 자세

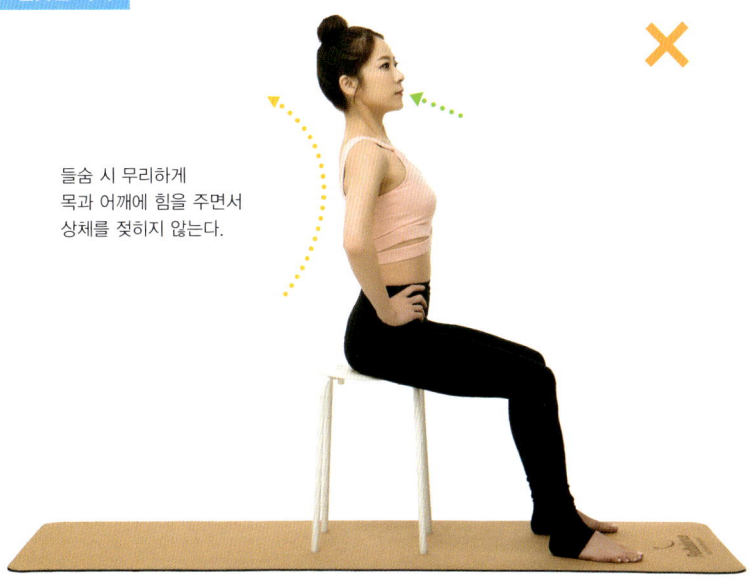

들숨 시 무리하게 목과 어깨에 힘을 주면서 상체를 젖히지 않는다.

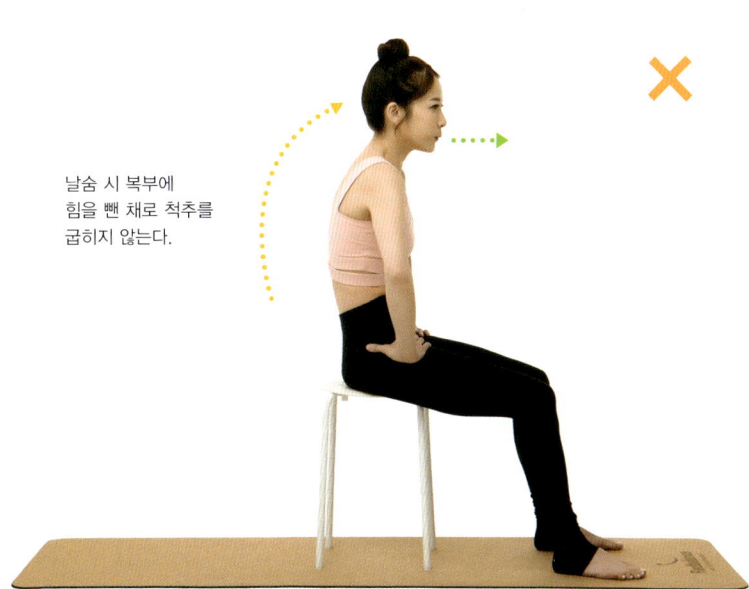

날숨 시 복부에 힘을 뺀 채로 척추를 굽히지 않는다.

1단계 　출산 직후 ~ 2주

허리 붙여 발 밀기

골반경사운동이라고도 부르는 이 운동은 허리와 골반 교정의 기초 동작이며, 복근의 힘을 키우는 것이 주요 포인트이다. 발 밀기 동작을 통해 **복근에 더 자극을 주면서도 다리 근육을 사용하여 부종을 줄이고 종아리 혈전을 예방**할 수 있다.

준비자세 　누워서 무릎을 세우고 두 다리는 골반 너비만큼 벌린다. 허리 아래에는 낮은 쿠션을 넣고 접은 수건 위에 발을 올린다.

들숨 　좌우 갈비뼈가 아코디언처럼 옆으로 벌어지도록 코로 깊게 숨을 들이마신다.

날숨 　복근을 수축시켜 배를 납작하게 하면서 허리가 바닥에 닿도록 한다. 이 상태에서 발뒤꿈치를 밀어내 수건으로 바닥을 닦듯이 무릎을 편다.

들숨 　허리는 바닥에 붙인 상태에서 다시 발뒤꿈치를 몸 쪽으로 당겨 무릎을 굽혀 준비자세로 돌아온다.

들이쉬는 숨에 준비하고, 내쉬는 숨에 발을 민다. 10회 반복.

주의사항 　무릎 통증이 있다면 발뒤꿈치보다는 엉덩이와 뒤 허벅지에 힘을 실어 무릎을 편다. 동작을 하는 동안 허리는 계속 바닥에 닿아 있어야 한다.

들숨

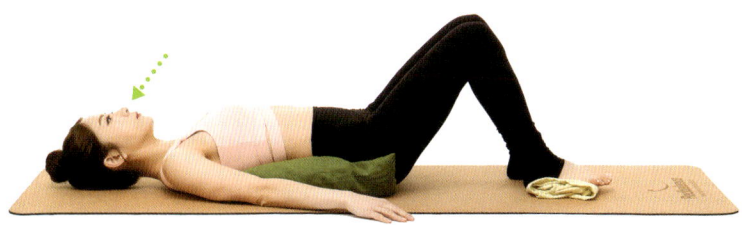

날숨

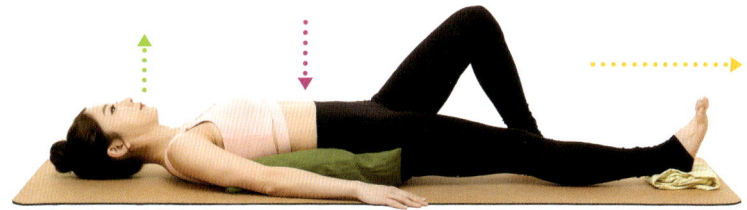

들숨

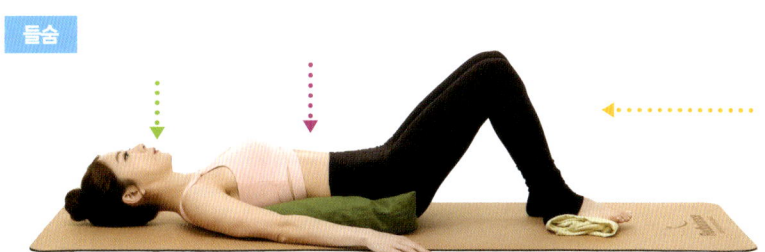

1단계　**출산 직후 ~ 2주**

허리 붙여 엉덩이 들기

다리와 엉덩이 근육의 힘을 키워 컨디션을 빠르게 회복시킨다. 골반 속 근육까지 자극하여 오로 배출 및 부종 감소에도 도움이 된다.

준비자세　무릎 사이에 공이나 쿠션을 끼우고 눕는다.

들숨　좌우 갈비뼈가 아코디언처럼 옆으로 벌어지도록 코로 깊게 숨을 들이마신다.

날숨　복근을 수축시켜 배를 납작하게 하면서 허리가 바닥에 닿도록 한다. 무릎 사이를 조이면서 발바닥으로 땅을 밀어 엉덩이를 바닥에서 주먹 하나 높이만큼 들어 올린다.

들이쉬는 숨에 준비하고, 내쉬는 숨에 허리를 바닥에 붙였다가 엉덩이를 든다. 엉덩이를 든 채로 5초가량 유지한다. 10회 반복.

주의사항　목과 어깨에 힘을 뺀다. 엉덩이를 들어 올릴 때 허리를 내밀지 않고 발바닥에 힘을 주고 무릎을 멀리 보내 엉덩이부터 배꼽까지 단단해지도록 힘을 싣는다.

들숨

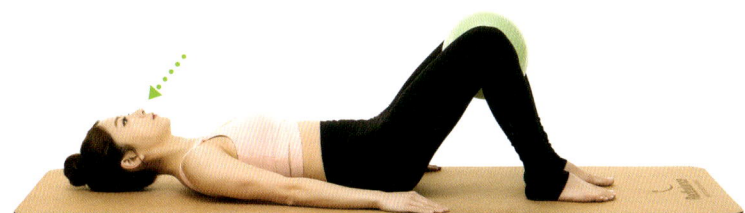

날숨

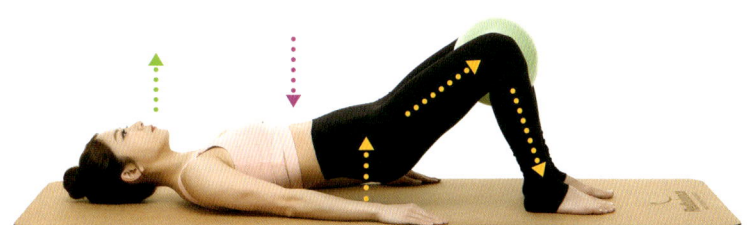

1단계 　출산 직후 ~ 2주

골반 좌우 기울이기

출산 과정에서 생긴 허리 근육의 긴장은 산후 요통으로 이어진다. 허리와 골반 주위 근육을 이완시키는 동작을 통해 골반과 척추의 비틀림을 예방할 수 있다.

준비자세 　무릎 사이에 공이나 쿠션을 끼우고 눕는다.

들숨 　좌우 갈비뼈가 아코디언처럼 옆으로 벌어지도록 코로 깊게 숨을 들이마신다.

날숨 　복근을 수축시켜 배를 납작하게 만들면서 무릎과 골반을 3시 방향으로 기울인다.

들숨 　다시 준비자세로 돌아와

날숨 　무릎과 골반을 6시 방향으로 기울인다.

들이쉬는 숨에 준비, 내쉬는 숨에 골반을 기울여 5초가량 유지한다. 10회 반복.

주의사항 　무릎을 돌릴 때 허리를 내밀지 않는다. 복근에는 힘을 주되 목과 엉덩이 근육에는 힘을 뺀다.

들숨

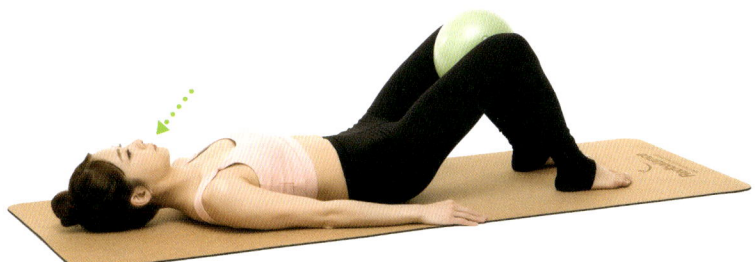

날숨

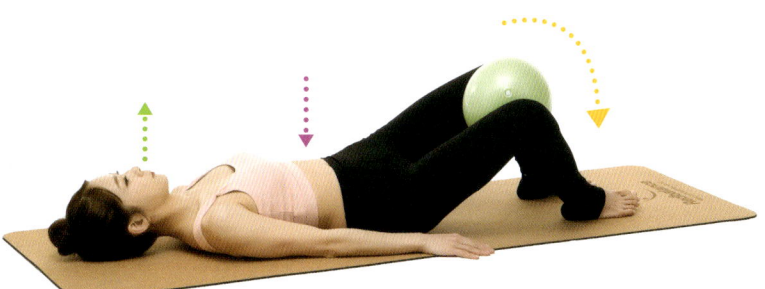

1단계 　출산 직후 ~ 2주

엉덩이 조이기

골반 바닥 근육을 수축시키는 동작으로 요실금을 방지하고 성생활을 빠르게 회복할 수 있도록 한다. 또 허벅지 안쪽 근육을 강화하여 출산 후 골반이 빠질 듯한 불안감을 감소시킨다.

준비자세　무릎 사이에 공이나 쿠션을 끼우고, 의자 바닥에 닿는 궁둥뼈 아래에 손바닥을 넣고 앉는다.

들숨　좌우 갈비뼈가 아코디언처럼 옆으로 벌어지도록 코로 깊게 숨을 들이마신다.

날숨　무릎 사이의 공을 조이면서, 좌우 궁둥뼈가 가까워지도록 엉덩이에 힘을 준다. 손바닥에서 궁둥이가 멀어지면서 앉은키가 커지는 느낌이 들어야 한다.

들이쉬는 숨에 준비, 내쉬는 숨에 허벅지와 엉덩이에 힘을 줘 5초가량 유지한다. 10회 반복.

주의사항　무릎에 힘을 줄 때 허리를 굽히지 않도록 주의한다. 척추는 곧게 편 상태를 유지한다.

[옆에서 본 자세]

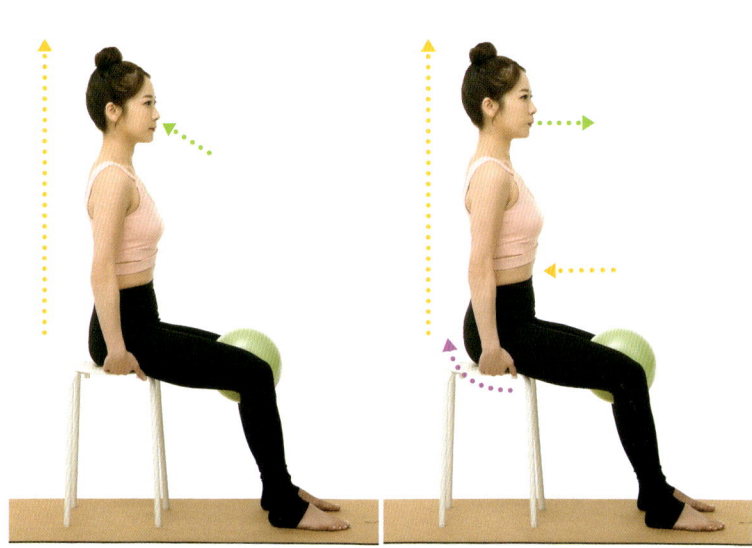

[뒤에서 본 자세]

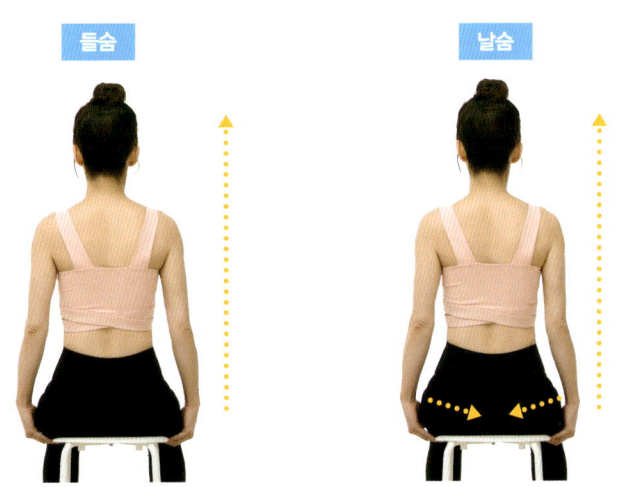

2단계 출산 후 2주 ~ 50일

허리 숙여 호흡하기

앞서 연습한 호흡법에 허리를 굽히는 동작을 추가해 폐활량을 더욱 늘리고, 허리 근육의 긴장을 해소하여 허리 통증을 완화하며 체형을 회복한다.

준비자세 엉덩이 – 몸통 – 머리가 일직선이 되게 무릎을 세우고 앉아 양손은 엉덩이 옆에 둔다.

들숨 좌우 갈비뼈가 아코디언처럼 옆으로 벌어지도록 코로 깊게 숨을 들이마신다.

날숨 양손을 발끝을 향해 걸레질하듯 밀면서 머리부터 꼬리뼈까지 척추를 하나하나 인사하듯이 순서대로 무릎 위로 구부린다.

들숨 허리를 숙인 자세에서 다시 한번 숨을 깊게 들이쉰다.

날숨 꼬리뼈부터 머리까지 차례로 척추를 펴서 준비자세로 돌아간다.

들이쉬는 숨과 내쉬는 숨을 3초가량 유지한다. 10회 반복.

주의사항 허리를 숙일 때 귀와 어깨가 가까워지지 않도록 멀게 유지한다. 척추를 펼 때 상체를 뒤로 젖히거나 갈비뼈를 앞으로 내밀지 않고 일자를 유지한다.

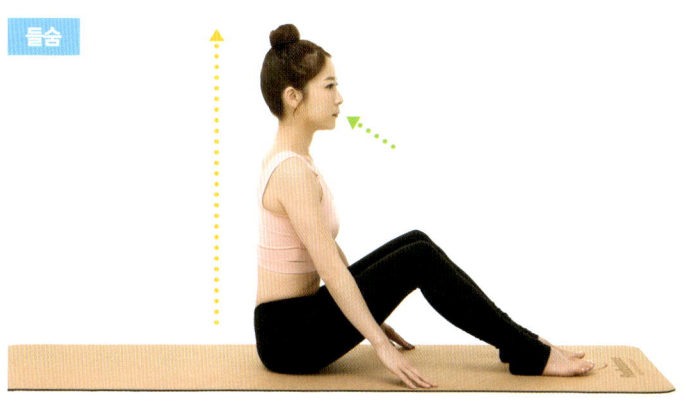

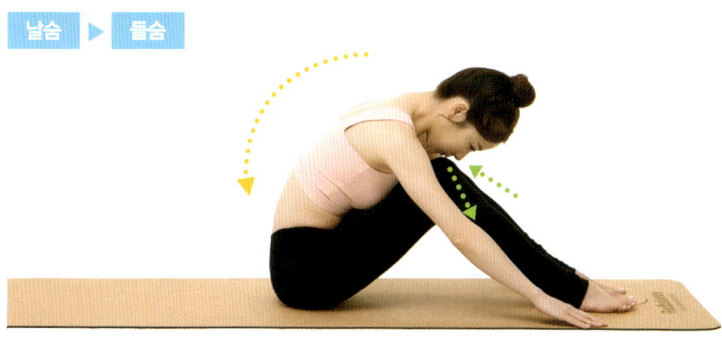

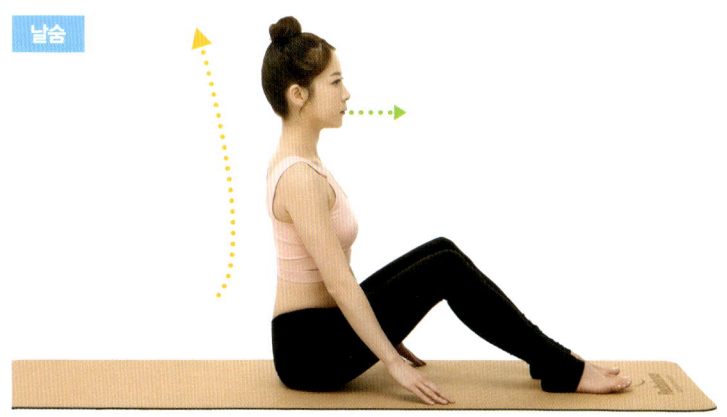

2단계 출산 후 2주 ~ 50일

다리 올리고 내리기

앞서 연습한 발 밀기 동작의 다음 단계이다. 다리를 올리고 내리는 동작을 통해서 **복근의 힘을 더욱 키우고 남아 있는 다리 부종을 줄여** 준다.

준비자세	누워서 두 다리를 골반 너비만큼 벌린다. 한쪽 다리는 무릎을 세워 바닥에 두고 나머지 다리는 무릎을 펴고 위로 45도 뻗는다.
들숨	허리가 굽혀지지 않게 다리를 60도 정도 들어 올린다.
날숨	배꼽을 등 쪽으로 당기면서 복근을 수축하고, 허리를 앞으로 내밀지 않고 편평하게 유지하면서 다리를 20도 정도로 내린다.
	들이쉬는 숨에 다리를 올리고 내쉬는 숨에 다리를 내린다. 5회 반복.
주의사항	다리를 들었다 내릴 때 허리와 골반이 흔들리지 않도록 복근에 힘을 준다.

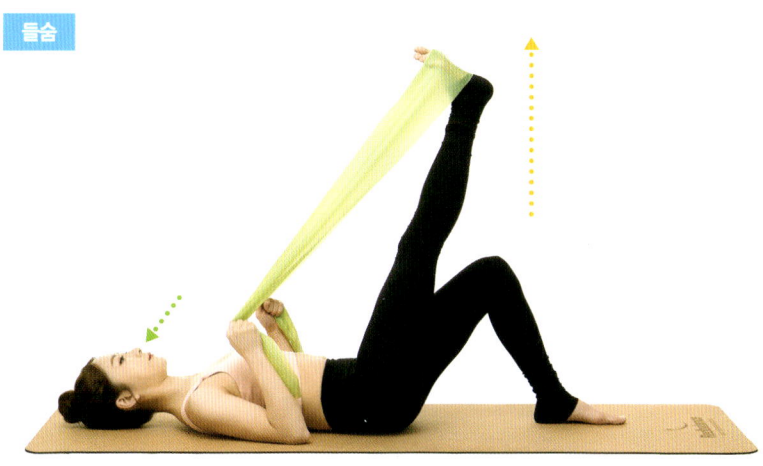

들숨

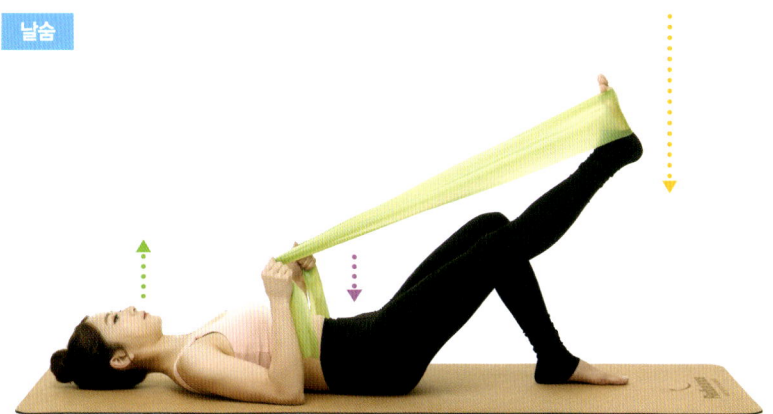

날숨

2단계 출산 후 2주 ~ 50일

골반 들어 올리기

산후조리원에 있을 때보다 좀 더 단계를 높여 운동을 진행해본다. 빠른 컨디션 회복과 골반 교정을 위해서는 엉덩이 힘을 키우는 것이 필수이다.

준비자세
무릎 사이에 공이나 쿠션을 끼우고 눕는다.

들숨
좌우 갈비뼈가 아코디언처럼 옆으로 벌어지도록 코로 깊게 숨을 들이마신다.

날숨
복근을 수축시켜 배를 납작하게 만들면서 허리가 바닥에 닿도록 한다. 무릎 사이를 조이면서 발바닥으로 땅을 밀면서 골반을 들어 올린다.

들이쉬는 숨에 준비, 내쉬는 숨에 허리를 바닥에 붙여 골반을 들고 5초가량 유지한다. 10회 반복.

주의사항
목과 어깨에 힘을 빼고 무릎부터 가슴까지는 일직선이 되도록 한다. 엉덩이를 들어 올릴 때는 허리를 내밀지 않고, 발바닥에 힘을 주고 무릎을 멀리 보내 엉덩이부터 배꼽까지 단단해지도록 힘을 싣는다. 좌우 골반의 높이가 같은지 확인하여 낮은 쪽 골반은 엉덩이에 더 힘을 주어 수평을 맞춘다.

들숨

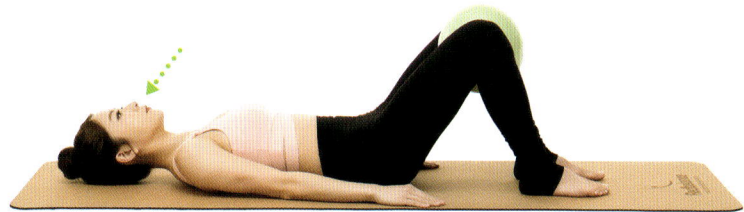

날숨

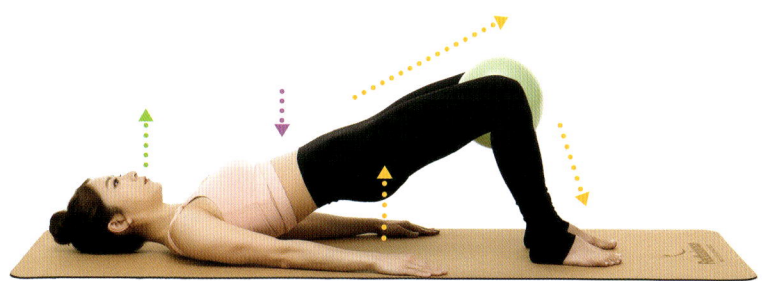

2단계 출산 후 2주 ~ 50일

45도 골반 돌리기

골반 돌리기는 허리 옆쪽 복근을 자극하여 잘록한 허리 라인을 되찾고 허리의 근력을 키우는 데 도움이 된다. 또 골반과 척추의 교정에도 도움이 된다.

준비자세 바닥에 누워 무릎을 90도로 굽혀 들고 양팔은 옆으로 나란히 뻗는다.

들숨 좌우 갈비뼈가 아코디언처럼 옆으로 벌어지도록 코로 깊게 숨을 들이마신다.

날숨 복근을 수축시켜 배를 납작하게 만들면서 무릎과 골반을 옆으로 45도 돌린다.

들숨 다시 준비자세로 돌아와

날숨 무릎과 골반을 반대 방향으로 45도 돌린다.

들이쉬는 숨에 준비, 내쉬는 숨에 다리를 돌려 5초가량 유지한다. 10회 반복.

주의사항 무릎을 돌릴 때 허리를 내밀지 않는다. 다리를 돌릴 때 회전은 배꼽 위 가슴 부위에서 시작한다.

들숨

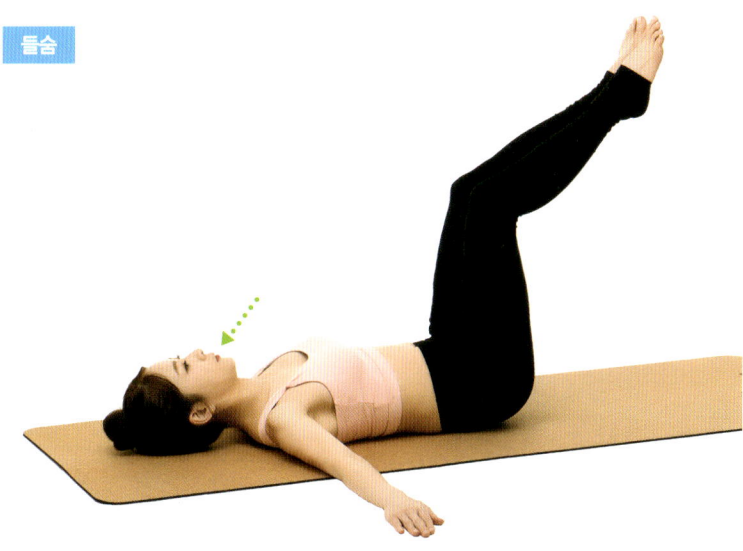

날숨

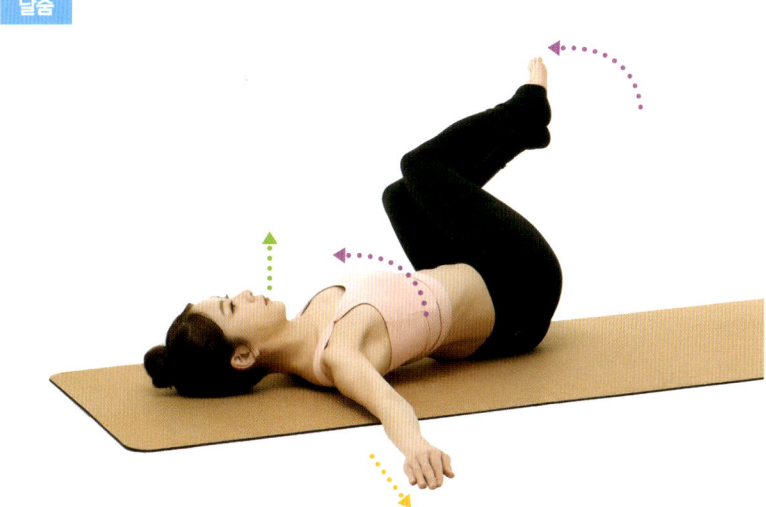

2단계 출산 후 2주 ~ 50일

발뒤꿈치 밀며 버티기

골반 바닥 근육부터 엉덩이, 허벅지, 발끝까지 힘을 키우는 동작이다. 특히 앞으로 엎어지고 좌우로 돌아간 골반을 바로잡는 데 효과적인 운동이다.

준비자세 배꼽 아래에 베개를 두고 엎드려, 양쪽 발뒤꿈치를 붙이고 무릎은 접는다.

들숨 좌우 갈비뼈가 아코디언처럼 옆으로 벌어지도록 코로 깊게 숨을 들이마신다.

날숨 배꼽이 등과 가까워지도록 복근을 수축시킨 후, 좌우 엉덩이뼈가 가까워지도록 엉덩이에 힘을 주면서 맞닿은 좌우 발뒤꿈치를 서로 밀어낸다.

들이쉬는 숨에 준비, 내쉬는 숨에 발뒤꿈치 밀며 버티기를 5초가량 유지한다. 10회 반복.

주의사항 발뒤꿈치를 밀어낼 때 복근을 충분히 사용하지 않으면 허리가 베개로 박히게 되면서 허리 통증이 생긴다. 복근을 수축시킨 뒤 엉덩이부터 허벅지 바깥쪽으로 발끝까지 힘이 들어가도록 한다.

날숨

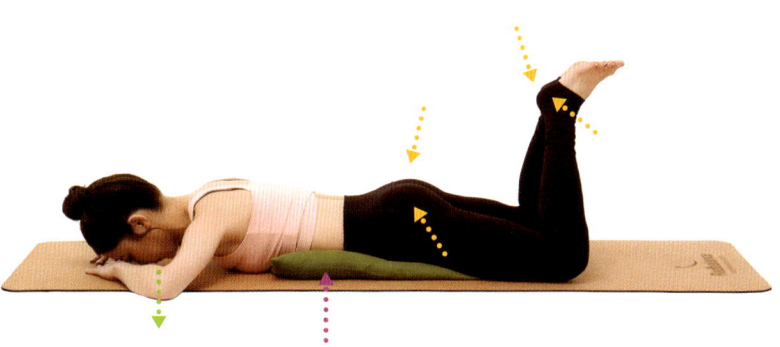

3단계 출산 후 50 ~ 100일

인어공주 호흡

인어공주 다리 자세를 통해서 골반을 교정하고, 옆 몸통을 늘리고 조이는 동작을 통해 잘록한 허리 라인을 되찾을 수 있다. 또한 폐의 바깥쪽과 아래쪽까지 충분히 호흡하여 피로 회복에도 도움이 된다.

준비자세 인어공주 다리 자세로 앉아 척추를 곧게 펴고 한쪽 팔을 하늘로 뻗는다.

들숨 좌우 갈비뼈가 아코디언처럼 옆으로 벌어지도록 코로 깊게 숨을 들이마신다.

날숨 엉덩이는 바닥으로 눌러주고 몸통은 옆으로 기울여 팔 끝까지 옆 라인을 길게 늘린다.

들숨 자세를 유지한 채 위쪽 갈비뼈 사이가 늘어나도록 깊이 숨을 들이마신다.

날숨 몸통을 바로 세우면서 준비자세로 돌아온다.

반대 방향도 마찬가지로 들이쉬는 숨과 내쉬는 숨을 3초가량 유지한다. 좌우 각각 5회씩 반복.

주의사항 팔은 길게 뻗고 바닥을 짚은 쪽 목과 어깨는 힘을 뺀다. 척추는 항상 곧게 편 상태를 유지하고, 골반이 아픈 경우는 양반다리로 시행한다. 배꼽 – 가슴 – 코를 일직선으로 몸통 전체를 기울여야지, 머리만 기울이면 안 된다.

들숨 날숨

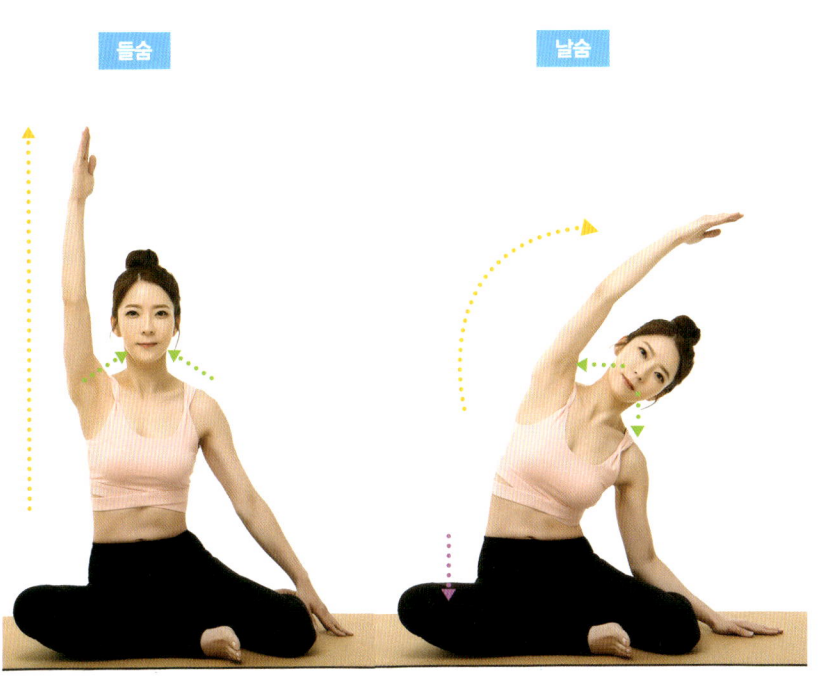

잘못된 자세

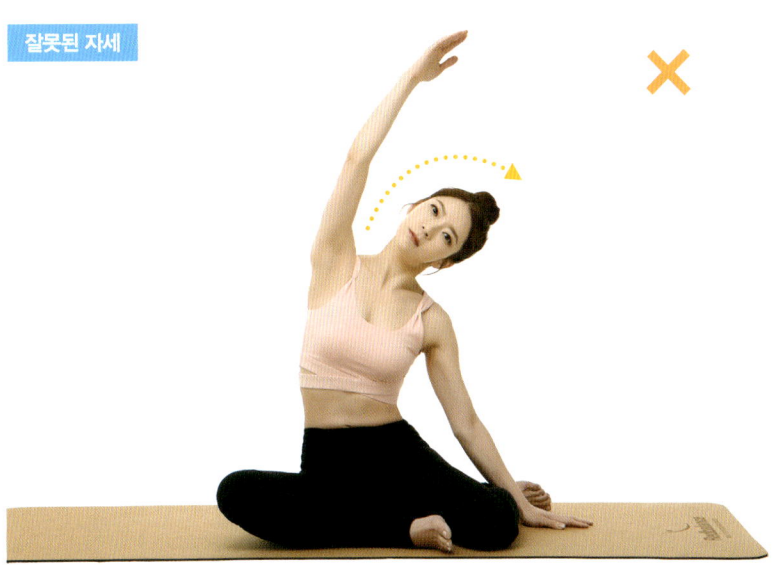

3단계 출산 후 50 ~ 100일

다리로 원 그리기

몸통이 흔들리지 않게 하면서 다리를 돌리는 동작으로, 무리 없이 허리와 골반 근육의 힘을 키울 수 있다. 순환을 촉진하여 부종을 줄이는 데에도 효과적이다.

준비자세   누워서 무릎을 세우고 두 다리는 골반 너비만큼 벌린다. 한쪽 다리를 천장으로 뻗는다.

들숨   뻗은 다리를 20㎝가량 시계 방향으로 반원을 그린다.

날숨   나머지 반원을 그리면서 제자리로 돌아온다.

5회 반복 후 반시계 방향으로 다시 5회 반복.

주의사항   다리를 돌리는 동안 복근을 사용해야 몸통과 골반이 흔들리지 않는다. 잘 되지 않는다면 원의 크기를 줄여본다.

들숨

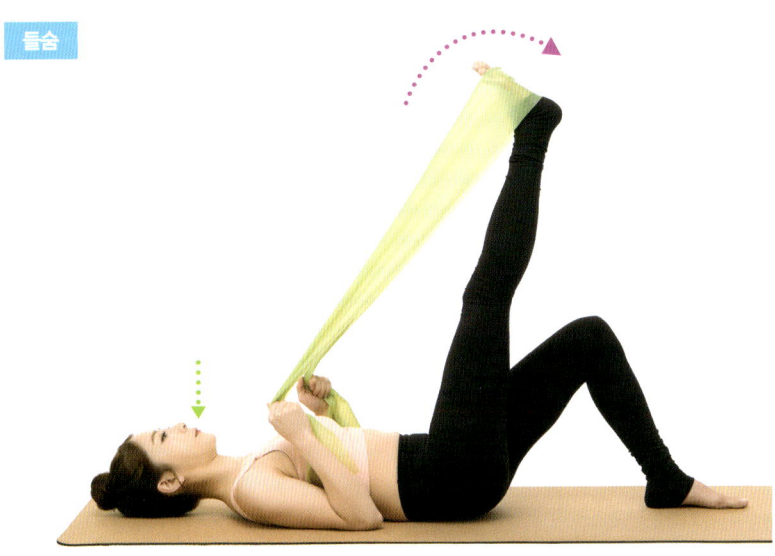

날숨

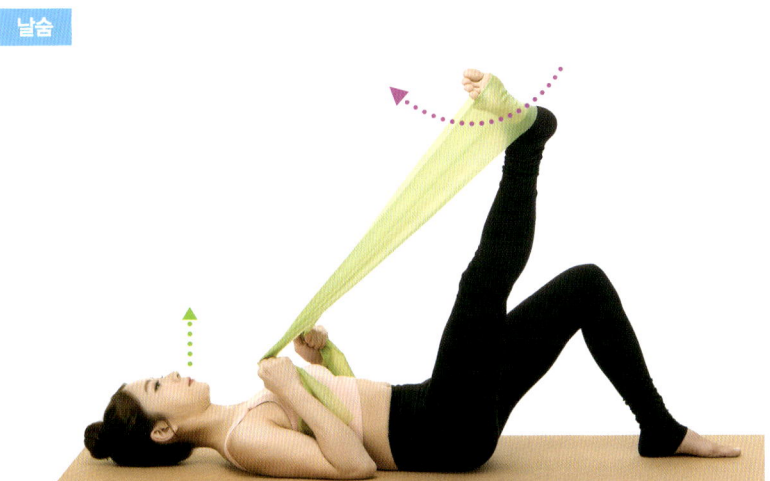

3단계 출산 후 50 ~ 100일

골반 올려 한쪽 다리 들기

한쪽 다리를 드는 동작을 통해 균형감각과 근력을 강화할 수 있다.

준비자세 · · · · · 무릎을 세우고 눕는다.

들숨 · · · · · 좌우 갈비뼈가 아코디언처럼 옆으로 벌어지도록 코로 깊게 숨을 들이마신다.

날숨 · · · · · 엉덩이를 들어올린다.

들숨 · · · · · 자세를 유지한다.

날숨 · · · · · 몸의 수평을 유지하면서 한쪽 다리를 바닥에서 20cm 정도 들어 올려 5초가량 유지한다.

들숨 · · · · · 들어 올린 다리를 바닥으로 내린다.

들이쉬는 숨에 다리를 내리고 내쉬는 숨에 다리를 올린다.
좌우 번갈아 5회 반복.

주의사항 · · · · · 한쪽 다리를 들 때 골반이 기울어지지 않도록 지탱하는 다리 쪽 엉덩이에 더욱 힘을 실어야 한다. 목과 어깨에 힘을 빼고 복근과 엉덩이 근육을 사용하는 데 집중한다.

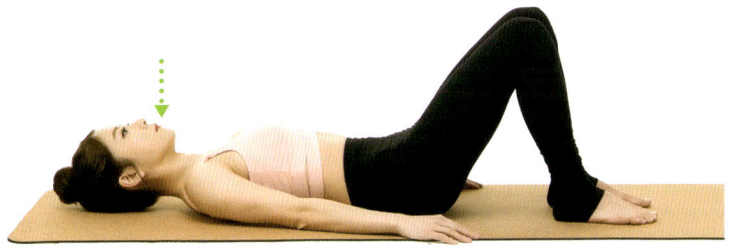

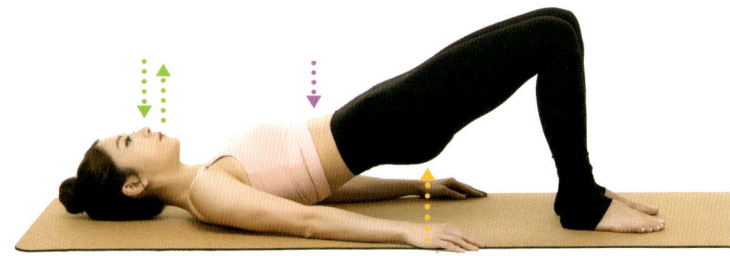

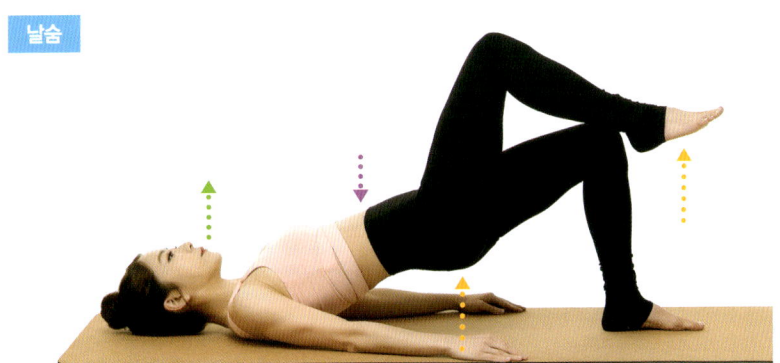

3단계 출산 후 50 ~ 100일

90도 골반 돌리기

골반 돌리기의 최고 단계로 앞가슴 근육의 스트레칭을 더하여 팔 저림과 목의 통증 해소에 도움이 된다.

준비자세 바닥에 누워 무릎을 90도로 구부려 올리고 양팔은 옆으로 나란히 뻗는다.

들숨 좌우 갈비뼈가 아코디언처럼 옆으로 벌어지도록 코로 깊게 숨을 들이마신다.

날숨 복근을 수축시켜 배를 납작하게 만들면서 무릎과 골반을 옆쪽 바닥으로 돌린다. 이때 고개는 반대쪽 손을 향해 돌린다.

들숨 다시 준비자세로 돌아온다.

들이쉬는 숨에 준비, 내쉬는 숨에 다리와 고개 돌리기를 5초 가량 유지한다. 좌우 5회씩 반복.

주의사항 무릎을 돌릴 때 허리를 내밀지 않고, 다리를 돌릴 때는 배꼽 위 가슴 부위에서 회전이 시작되도록 한다. 귀와 어깨가 멀어지도록 간격을 유지하고 목에 힘을 뺀다.

들숨

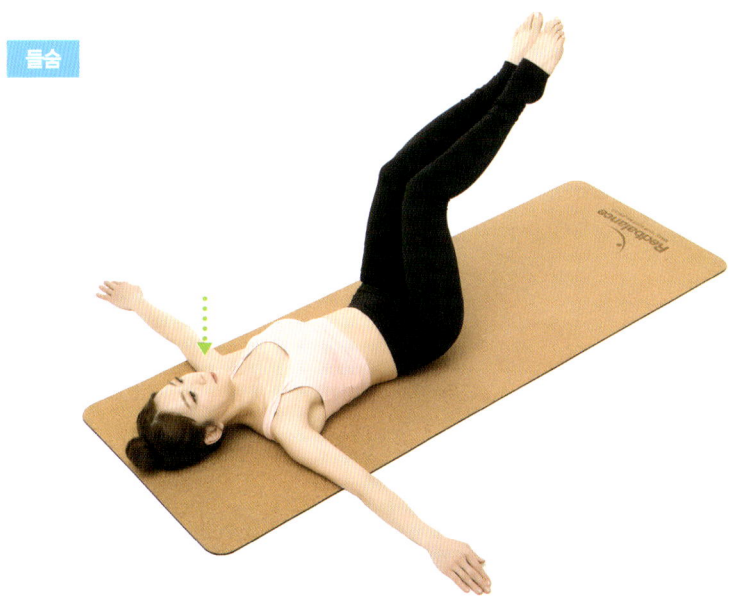

날숨

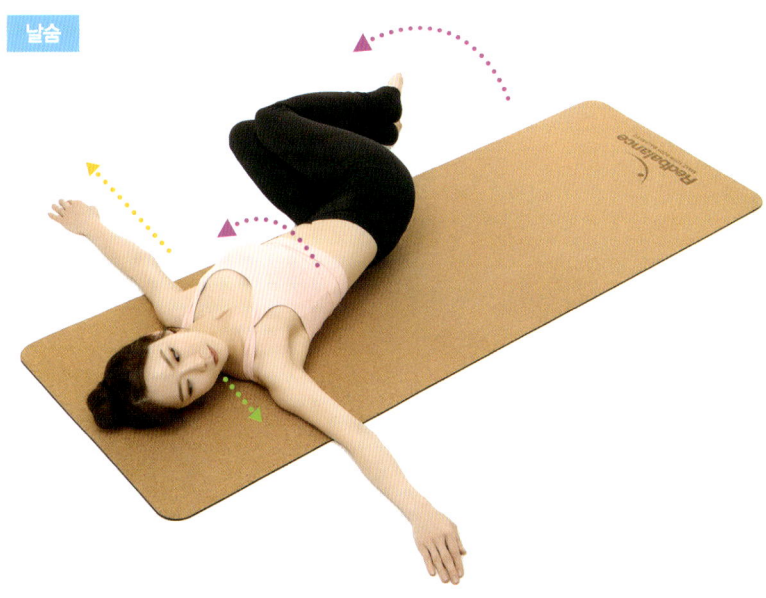

3단계 출산 후 50 ~ 100일

발뒤꿈치 밀며 다리 올리기

앞서 연습한 발뒤꿈치 밀며 버티기 운동에 다리를 올리고 내리는 동작을 더해 등과 엉덩이 근육 강화에 집중한다. 이 동작은 출산 후 골반의 불안감을 없애며 꼬리뼈 통증 감소에도 효과적이다.

준비자세 배꼽 아래 베개를 두고 엎드려, 양쪽 발뒤꿈치를 붙이고 무릎은 접는다.

들숨 발뒤꿈치를 밀면서 준비한다.

날숨 양쪽 엉덩이와 발뒤꿈치에 힘을 주면서 골반에서부터 다리를 5cm 정도 들어 올린다.

들이쉬는 숨에 내리고, 내쉬는 숨에 다리를 올려 5초가량 유지한다. 10회 반복.

주의사항 다리를 올릴 때 복근을 충분히 사용하지 않으면 허리가 베개로 박히면서 허리 통증이 생긴다. 다리를 올릴 때 골반 앞쪽이 길게 펴지는 느낌으로 허리보다는 엉덩이 힘으로 들어 올린다. 허리를 바닥으로 박으면서 목과 어깨에 힘이 들어가면 안 된다.

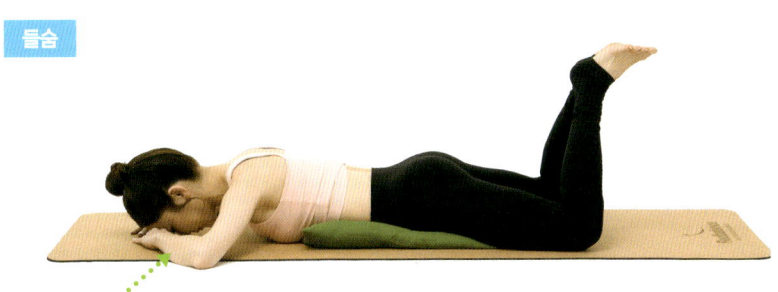

들숨

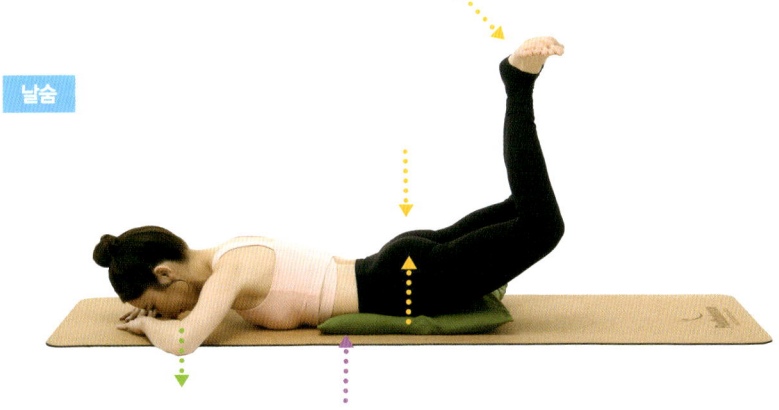

날숨

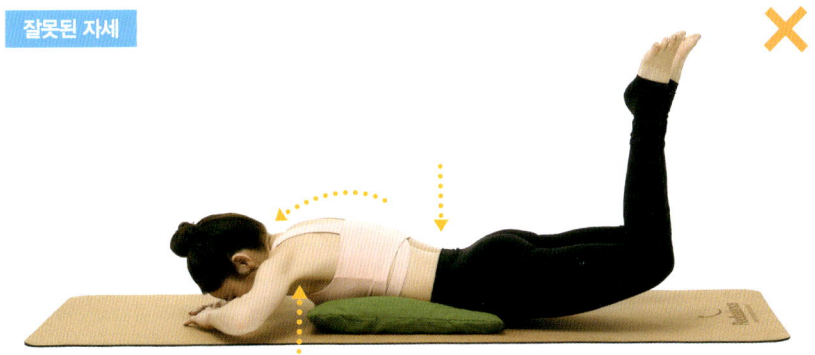

잘못된 자세

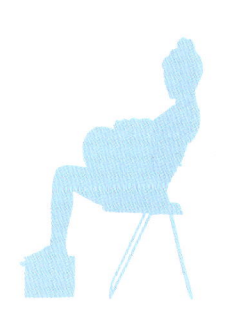

10장
산후 통증을 예방하는 육아 자세

10장

산후 통증을 예방하는 육아 자세

출산 후 육아 과정에서 무심코 취하는 자세들도 다양한 통증을 유발하게 된다. 임신과 출산을 거치며 약해진 산모의 몸에 잘못된 자세가 습관이 되면 더욱 힘들 수밖에 없다. 올바른 자세를 취해 산후 통증을 방지하도록 하자.

손목 통증을 피하는 아기 안는 법

출산 후 많은 이들이 손목 인대와 손가락 통증을 호소하는 이유는 잘못된 방법으로 아기를 안기 때문이다. 아기를 안을 때에도 임신 호르몬의 영향으로 늘어나 있는 손목 인대와 관절에 무리가 가지 않도록 올바른 자세를 취해야 한다.

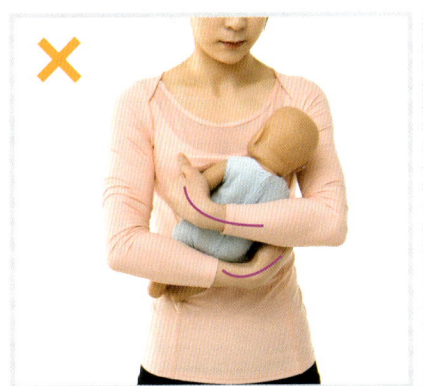 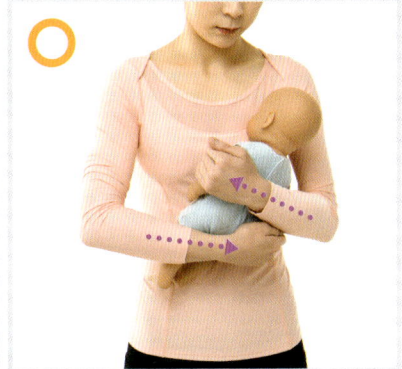

　　그러기 위해서는 사진과 같이 손목을 꺾어서 아기를 받치는 것이 아니라 손가락을 굽히고 손목은 팔과 직선이 되도록 유지하여 앞 팔과 가슴 사이에 아기가 위치하도록 안아야 한다.

침대에서 아기 안아 올리기, 기저귀 갈기

아기가 태어나고 나면 하루에도 수십 번씩 아기를 안아 올리고 기저귀를 가는 일을 반복하게 된다. 이때마다 허리와 목을 굽히고, 아기의 다리까지 들어 올리며 일하다 보면 척추에 무리가 올 수밖에 없다.

　　가장 좋은 것은 서양에서처럼 책상, 식탁, 서랍장 등 적당한 높이에 기저귀 교환대를 마련해서 최대한 허리를 굽히지 않도록 하는 것이다. 출산 후에는 허리와 배에 힘이 잘 들어가지 않기 때문에, 허리를 자주 굽히지 않고 다리 근육을 충분히 사용해야 다치지 않는다.

　　상체를 숙일 때는 무릎을 어깨 너비로 벌린 상태에서 마치 스쿼트 동

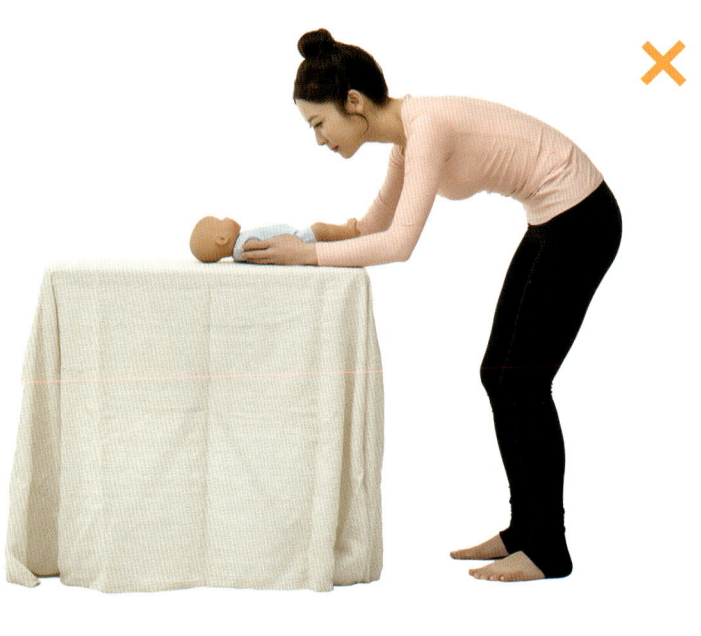

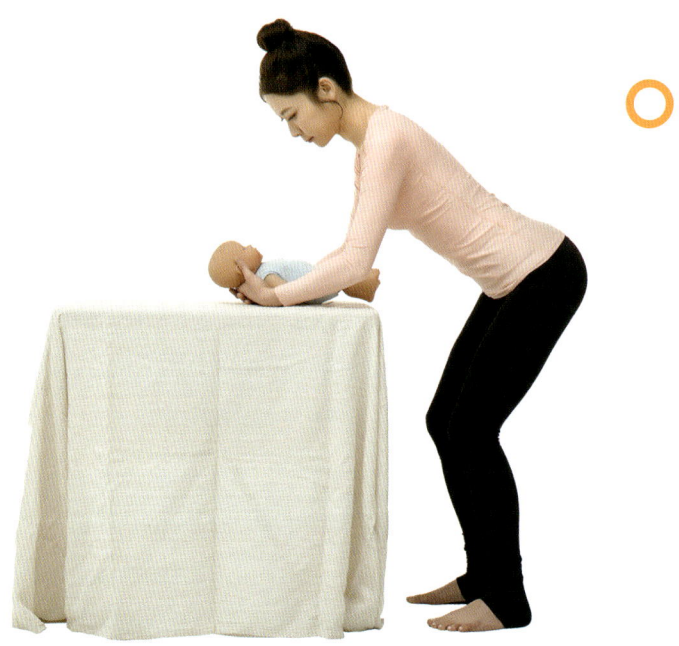

작처럼 엉덩이는 뒤로 빼고 무릎을 굽혀 허리를 편 상태를 유지해야 한다. 이때 다리에 힘이 잘 들어가지 않는다면 무릎을 침대에 기댈 수 있다.

바닥에서 아기 안아 올리기

중세의 기사가 무릎을 꿇은 자세처럼 한쪽 무릎은 바닥에 꿇고 다른 무릎은 세워 앉은 다음, 양손으로 아기를 안아 가슴 쪽으로 당긴다. 허리는 곧게 펴고 복부에 힘을 주면서 머리가 하늘을 향하도록 일어선다. 이때 시선은 바닥이 아니라 정면에 둔다.

    아기를 들어 올릴 때는 팔꿈치를 최대한 몸에 가깝게 하여, 손목과 손가락이 아니라 복근과 몸통에 힘을 실어 지탱한다.

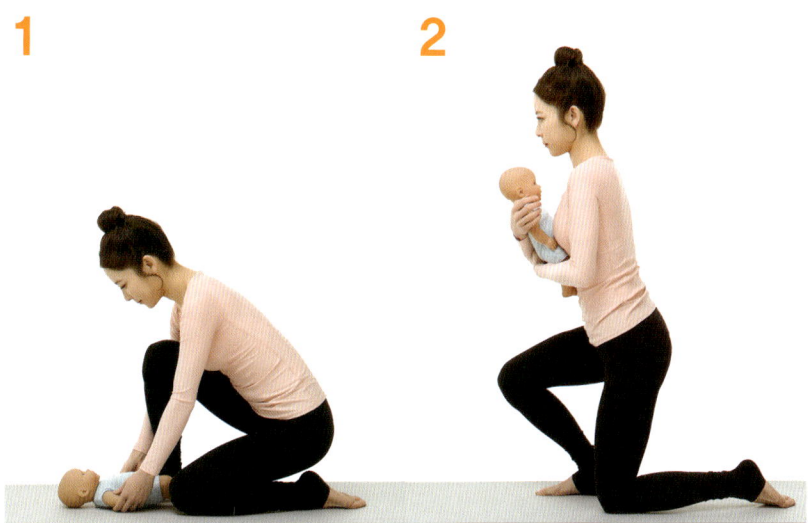

목을 가누는 아기 안기

앞 장의 자세처럼 허리는 펴고 무릎을 굽힌 채로 앉아서 아기의 겨드랑이에 양손을 끼운 다음 무릎을 펴면서 일어난다. 이때 엄지손가락은 손바닥 전체와 붙여 아기의 겨드랑이 아래로 넣는다. 이 자세는 엄지손가락 방향의 손목 인대가 쉽게 다치는 것을 방지해준다.

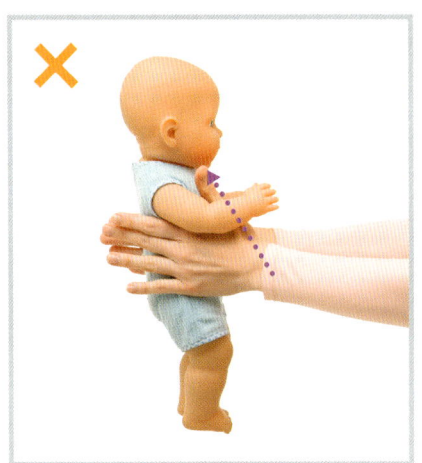 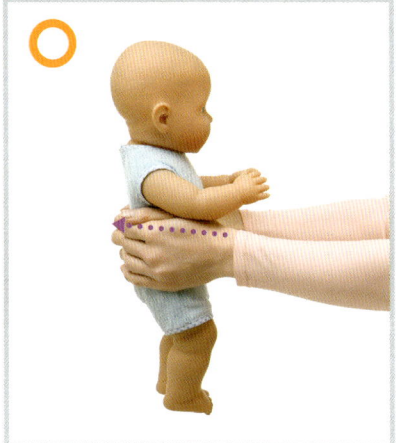

아기 안고 방향 바꾸기

침대에서 아기를 안아 다른 방으로 이동하는 경우와 같이 아기를 안은 채로 방향을 바꿀 때는 일어서면서 허리를 돌리는 것이 아니라, 먼저 아기를 몸 가까이 붙여 안은 뒤에 '좌향좌' 또는 '우향우' 동작처럼 발을 돌려 회전한다.

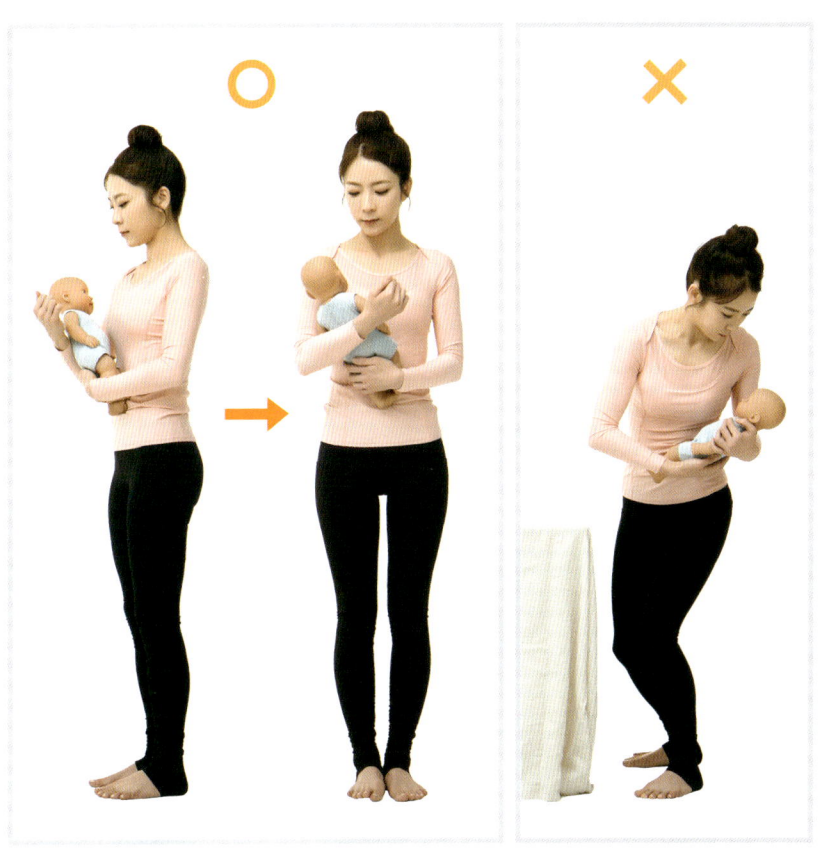

아기를 한쪽 골반 위에 올려 안지 않기

출산 직후는 임신 호르몬의 영향을 받기 때문에 아직 인대와 관절이 유연하여 교정과 회복에 유리한 시기이지만, 비틀리고 잘못된 자세를 반복할 경우 그 상태로 변형되고 굳어지기도 쉬운 시기이기도 하다. 그러므로 특히 이때 아기를 안는 습관을 잘못 들이면 이후에도 다양한 통증에

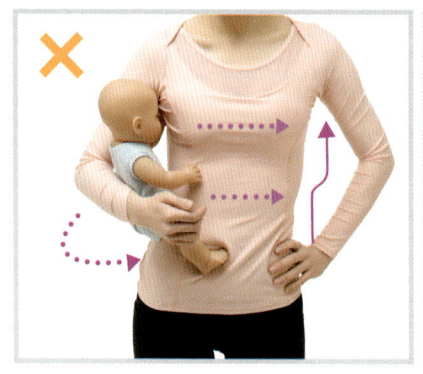
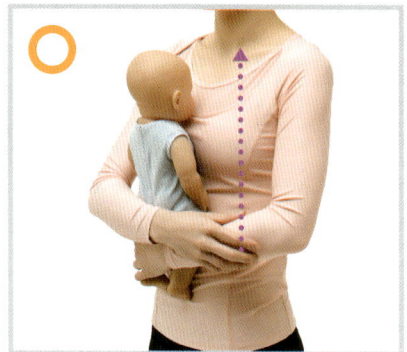

시달리며 고생하게 된다.

우리는 미란다 커와 같은 할리우드 스타들이 멋진 자세로 골반 위에 아기를 걸쳐 안은 채 찍은 사진들을 종종 접할 수 있다. 그러나 이는 서양 사람의 체형에서는 가능하지만 키나 골반이 작은 한국 사람에게는 쉽지 않은 자세이다.

그뿐만 아니라 한쪽 골반 위에 아기를 걸치고 동시에 상체를 뒤로 젖히는 자세는 골반이 회전하고 척추가 옆으로 밀리도록 하여 골반과 척추의 변형과 통증을 유발하기 때문에 피해야 한다. 또 이 자세는 골반 앞 신경을 눌러 허벅지 저림을 악화시킨다.

가장 좋은 것은 좌우 양쪽으로 번갈아가며 아기를 안는 것이지만, 힘들다면 몸의 좌우 근육을 대칭으로 운동하여 골반 비틀림을 막아야 한다.

목과 허리의 통증을 피하는 수유 자세

산후조리원이나 모유 수유 전문가들은 대체로 젖가슴과 아기를 어떻게 밀착시켜 수유해야 하는지, 유두는 어떻게 관리하는지 등에 대해서는 알려주지만 수유하는 엄마의 목과 허리 통증을 피하는 자세나 방법이 무엇인지는 알려주지 않는다. 그러나 수유는 한 번 할 때마다 30여 분이 걸리고, 하루에도 이를 10여 차례씩 반복하게 되므로 어떤 운동보다도 힘들고 지치는 일이다. 따라서 올바른 수유 자세는 무엇이며, 어떻게 산모의 척

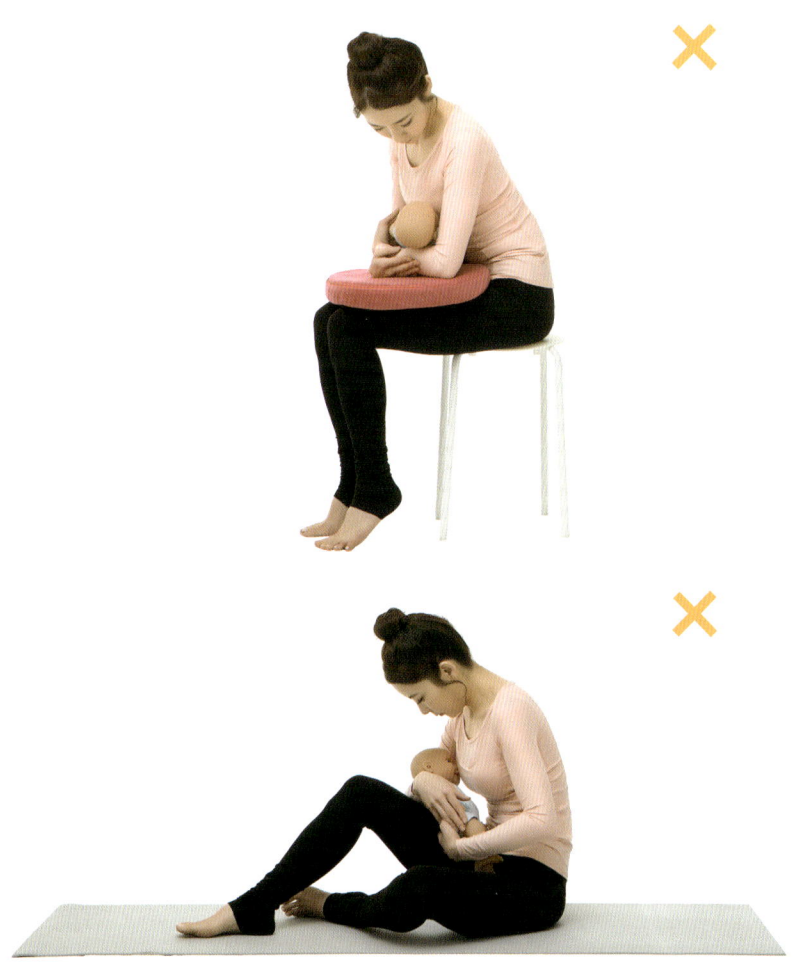

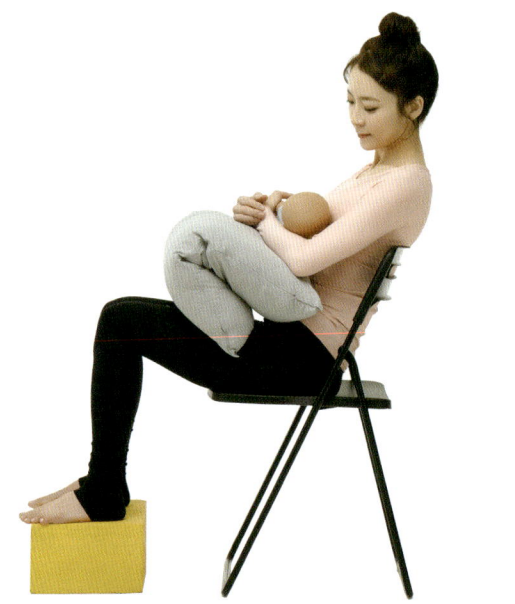

추와 관절을 보호할 수 있는지에 대해서 반드시 알아야 한다.

　수유할 때 등과 허리를 굽혀 아기 쪽으로 몸을 밀착시키고, 아기를 바라보기 위해 목까지 굽히는 자세는 통증을 유발하는 가장 나쁜 자세이다. 수유 시에는 7㎝ 이상의 높은 쿠션을 쓰고, 발 받침대를 써서 엄마의 무릎이 골반보다 높게 위치하도록 해야 한다. 등 뒤에는 쿠션을 받쳐 허리가 굽혀지지 않게 하며, 앞으로 상체를 숙이지 말고 뒤로 기대는 편이 좋다. 허리와 어깨는 펴고, 아기가 수유 쿠션 위에서 엄마의 가슴으로 굴러 내려와 밀착할 수 있도록 한다.

　골반이 아픈 경우라면 특히 침대나 바닥에 한쪽 다리를 뻗고 나머지 다리는 무릎을 굽혀 세우는, 이른바 '고스톱 자세'는 절대 피해야 한다.

이는 골반 통증을 악화시켜 수유 후에 아기를 안고 일어서지도 못하게 만든다. 따라서 이런 자세는 피하고, 수유 후에는 습관처럼 단 몇 회라도 앞서 소개한 가슴과 등 스트레칭을 하도록 한다.

> **TIP 아빠의 허리도 지켜주세요**
>
> 엄마가 육아를 전담했던 과거와 달리, 요즘에는 아빠도 기저귀 갈기, 목욕시키기 등 육아를 분담하며 함께하는 경우가 많다. 그렇다 보니 허리 디스크, 어깨충돌증후군 등을 호소하며 병원을 찾는 아빠들도 적지 않다. 목욕을 시키거나 차에 아기를 태울 때 아래와 같이 환경을 바꾸고, 자세에 주의하면 부상을 예방할 수 있다.
>
> ■ 목욕시키기
>
> 아기를 목욕시킬 때는 대부분 욕실 바닥에 아기 욕조를 두고 낮은 목욕 의자에 앉아서 씻기는 경우가 많은데, 이는 척추 건강에는 좋지 않은 자세이다. 엄마 아빠가 허리를 펴고 목욕을 시키려면 싱크대나 욕조 받침대를 이용하는 등 다양한 아이디어가 필요하다. 아빠의 능력을 보여줄 기회이니, 자신의 집 구조와 상황에 맞는 방법을 찾아보자.
>
> ■ 카 시트에 아기 태우고 꺼내기
>
> 카 시트에 아기를 태우거나 꺼낼 때는 차 밖에 서 있는 엄마 아빠와 아기가 90도 방향으로 위치하게 되므로, 아기를 안으려면 허리가 비틀릴 수밖에 없다. 이를 피하려면 한쪽 발을 차 안에 둔 채 최대한 아기와 마주 보는 자세로 안아 올린 뒤에 이동한다.

임신 전후 통증과 체형 바로잡는
이고은 원장의 골반 리셋 클리닉

초판 1쇄 인쇄	2018년 5월 4일
초판 1쇄 발행	2018년 5월 16일
지은이	이고은
펴낸이	신민식
편집인	최연순
책임편집	이홍림
펴낸곳	가디언
출판등록	제2010-000113호
주 소	서울시 마포구 토정로 222 한국출판콘텐츠센터 319호
전 화	02-332-4103
팩 스	02-332-4111
이메일	gadian7@naver.com
홈페이지	www.sirubooks.com
인쇄·제본	(주)현문자현
종이	월드페이퍼(주)

ISBN 979-11-89159-01-6 (13510)

* 책값은 뒤표지에 적혀 있습니다.
* 잘못된 책은 구입처에서 바꿔 드립니다.
* 이 책의 전부 또는 일부 내용을 재사용하려면 사전에 가디언의 동의를 받아야 합니다.

이 도서의 국립중앙도서관 출판예정도서목록(CIP)은 서지정보유통지원시스템 홈페이지(http://seoji.nl.go.kr)와 국가자료공동목록시스템(http://www.nl.go.kr/kolisnet)에서 이용하실 수 있습니다. (CIP제어번호: CIP 2018012373)